Mara von Eichen

KEINE PANIK !

Der ultimative Survival Guide durch das Midlife Universum

AF211040

KEINE PANIK !

Der ultimative Survival Guide durch

das Midlife Universum

Mara von Eichen

IMPRESSUM

© 2025 Mara von Eichen
Verlag: BoD · Books on Demand GmbH,
Überseering 33, 22297 Hamburg, bod@bod.de
Druck: Libri Plureos GmbH,
Friedensallee 273, 22763 Hamburg
ISBN: 978-3-7693-7799-6

MIX
Papier aus verantwortungsvollen Quellen
Paper from responsible sources
FSC® C105338

INHALTSVERZEICHNIS

„Die einzige Konstante im Leben ist der Wandel." — Heraklit

VORWORT

Ich habe dieses Buch aus der Not heraus geschrieben. Aus der Not heraus, weil mein Mann, genau wie viele Männer in seinem Alter, sich plötzlich in der Mitte seines Lebens nicht mehr wiedererkannte und ich ihn ebensowenig. Und es war nicht nur er. Auch ich und viele meiner Freundinnen und Freunde fanden uns in einem neuen Lebensabschnitt wieder, den wir zwar vom Hörensagen kannten, den aber niemand von uns in dieser Form erwartet hatte. Unsere Männer, die wir so gut kannten, begannen plötzlich, Dinge zu tun, die wir vorher nie für möglich gehalten hätten: Sie begannen, anderen Frauen hinterherzusteigen, beschäftigten sich plötzlich mit Dingen die sie vorher verlacht hatten wie zb Esoterik und spirituellen Steinen oder stellten sich plötzlich Fragen wie „Was will ich wirklich vom Leben?" obwohl sie doch seit Jahrzehnten ihren gewohnten Weg gingen. Plötzlich, mitten im Leben, kam all diese Veränderung wie ein Sturm. Und während wir Frauen die Wechseljahre eher still und in uns selbst verarbeiteten, stellte sich heraus, dass die Midlife-Crisis bei unseren Männern alles andere als leise vonstattenging. Ehen zerbrachen,Beziehungen veränderten sich, und wir stellten uns immer häufiger die Fragen: „Wer bist du eigentlich?" und „Wer bin ich, wenn du nicht mehr der Mensch bist, mit dem ich zusammen war?".

Dieser Survival-Guide soll dir helfen, zu verstehen, was in der Midlife-Crisis passiert und wie du, ganz gleich ob du Mann oder Frau bist, wieder deinen Platz im Leben finden kannst. Ohne Klischees, aber mit einer ordentlichen Portion Humor und praktischen Tipps, wie du mit den Herausforderungen umgehen kannst. Der Weg zu uns selbst ist nicht immer gerade, aber er führt uns zu einem tieferen Verständnis und einer erfüllenderen Version unseres Lebens.

EINLEITUNG

Willkommen, Captain, in der ersten Klasse der Andropause! Du bist nicht allein auf dieser unvorhersehbaren, manchmal chaotischen Reise durch das unendliche Universum der Veränderungen. Denkst du, du stehst an der Spitze des Lebens? Vielleicht. Aber es könnte sein, dass du deinen Kurs noch einmal überprüfen musst – du stehst kurz davor, in den weiten Raum der Midlife- Crisis einzutauchen. Keine Sorge, wir sind hier, um dir zu zeigen, dass es keine Katastrophe ist, sondern ein Abenteuer der besonderen Art! Die Midlife- Crisis – dieses mysteriöse Phänomen, das uns alle eines Tages erwischt. Für viele kommt sie aus dem Nichts, verändert den Alltag und hinterlässt Fragen, die plötzlich nicht mehr einfach zu beantworten sind. Die Übergänge im Leben – wie die Wechseljahre bei Frauen oder die Midlife-Crisis bei Männern – sind komplexe Phasen, die auf den ersten Blick wie Stolpersteine erscheinen. Doch sie sind nicht das Ende, sondern der Anfang eines neuen Kapitels. In diesem Buch nehmen wir die Mechanismen dieser Veränderungen unter die Lupe. Wir werden herausfinden, wie du diese Phase nicht nur überstehst, sondern sie aktiv gestalten kannst. Es geht nicht darum, die Schwierigkeiten zu leugnen, sondern sie zu verstehen und als Chance zu nutzen, dich selbst neu zu erfinden. Begleite uns auf einer Reise durch das Midlife-Universum, voller Erkenntnisse, Humor und praktischer Ratschläge, die dir helfen, dich selbst in dieser neuen Lebensphase wiederzufinden – mit einem klaren Ziel vor Augen und einem festen Plan in der Hand .

DER UMGANG MIT DER EIGENEN VERGÄNG-
LICHKEIT

Wie sich der Blick auf das Leben verändert, wenn die ersten Falten und grauen Haare sichtbar werden.

Die eigene Vergänglichkeit wird besonders im mittleren Alter zum Thema . Spätestens, wenn die ersten grauen Haare und Falten auftauchen. Viele Männer in diesem Alter erleben eine tiefgreifende Reflexion über ihre Zeit auf dieser Welt und die unvermeidliche Realität des Älterwerdens.

Hey Kumpel, es passiert. Du hast es gehört, du hast es geahnt, und jetzt sind sie da: die ersten grauen Haare.

Ja, genau die, die sich heimlich und schleichend am Schläfenbereich niederlassen, als wollten sie dir sagen: „Willkommen im Club der

Erwachsenen, die sich nicht mehr ganz so frisch fühlen." Und dann sind da noch die Falten, die plötzlich über Nacht in deinem Gesicht auftauchen – wie Gäste, die nicht auf der Einladungsliste standen.

Alter, mein Freund, ist jetzt offiziell dein Mitbewohner.

„Keine Panik, es ist nur der Beweis, dass du lebst!" – Naja, irgendwie schon. Aber lass uns nicht um den heißen Brei herumreden. Es fühlt sich erst mal ein bisschen komisch an, oder?

Als ob du plötzlich aus der Zeit gefallen bist und niemand dir gesagt hat, dass du nun der Typ bist, der eine neue Gewohnheit entwickelt – das Achten auf die eigenen Falten und graue Haare.

Von der Panik zum Perspektivwechsel

Hier ist die Sache: Alter ist nicht unbedingt ein Feind. Es ist ein natürlicher Teil des Spiels, aber in dieser Phase tauchen oft Fragen auf, die du vielleicht nie zuvor gestellt hast: „Wie lange kann ich noch alles wie früher machen?" oder „Ist das alles, was ich noch vor mir habe?"

Aber Moment mal! Jetzt, wo wir hier sind, lassen wir uns nicht in Selbstmitleid verlieren. Alter bringt nämlich nicht nur das Physische – es bringt auch Weisheit, und das ist kein kleiner Vorteil. Dein Blick auf das Leben verändert sich. Vielleicht siehst du die Dinge nicht mehr so rosarot wie in deinen wilden Zwanzigern, aber du fängst an, ein bisschen mehr Klarheit zu gewinnen. Was wirklich zählt, was dir wichtig ist, und was du dir im Leben wirklich erkämpfen willst, bevor du irgendwann auf dem Balkon sitzt und mit dem Enkelkind den ersten gemeinsamen Sonnenuntergang ansiehst.

Was tun, wenn du vor dem Spiegel stehst und denkst: „War ich das?"

Die gute Nachricht: Du musst dich nicht wie ein 20-Jähriger fühlen, um ein erfülltes Leben zu haben. Du musst keine Angst davor haben, dass der Körper nicht mehr funktioniert wie früher. Falten, graue Haare, vielleicht ein paar extra Kilos – das ist die neue Normalität.

Akzeptiere sie als Abzeichen deiner Reise, nicht als Makel.

Aber klar, das kann schwierig sein. Vielleicht fällt dir beim ersten Blick in den Spiegel auf, dass du weniger der aufgestylte junge Hüpfer bist, sondern mehr der „Erwachsene mit Erfahrung", der sich gerade fragt, wie man seine verstaubte CD-Sammlung gegen einen Streaming-Service eintauscht. Aber hier ein Tipp: Du musst nicht wie ein 25-Jähriger aussehen, um ein erfülltes Leben zu führen. Was wirklich zählt, ist, wie du dich fühlst und was du in deinem Leben machst.

Die ersten grauen Haare sind wie ein Upgrade deiner Lebenssoftware

Hast du schon mal darüber nachgedacht, dass graue Haare vielleicht nicht wirklich ein „Problem" sind, sondern eher ein Update? Wie ein neues Betriebssystem, das dir hilft, Dinge zu verstehen, die du früher nicht wahrgenommen hast. Deine Prioritäten verschieben sich, und plötzlich fängst du an, dich für Dinge zu interessieren, die du früher als unwichtig abgetan hast – das tägliche Glas Wasser, die Zeit für ein gutes Buch oder die Bedeutung von echten Gesprächen statt nur oberflächlichem Small Talk. Jeder graue Strang, jede faltenreiche Stelle um die Augen – das sind die Zeichen von Erfahrungen.Sie erzählen Geschichten. Du bist nicht nur älter, du bist auch weiser. Du hast mehr erlebt, mehr verstanden und bist mit Sicherheit ein bisschen gelassener geworden . Du hast verstanden, dass du dir die Zeit nicht mehr mit dem verschwenden willst, was dich nicht weiterbringt.

Als du plötzlich aufhörtest, nach „Jugendlichkeit" zu jagen

Vielleicht erinnerst du dich noch an die Zeit, als du das Gefühl hattest, alles in deinem
Leben müsse jugendlich und frisch sein. Die schnellen Autos, die teuren Klamotten, der ständige Druck, jung und dynamisch zu bleiben – und dann kommt der Moment, an dem du es einfach nicht mehr willst. Du hast das Stück Kuchen gegessen und es genossen, ohne zu denken, dass du „noch fit für den Som-

mer" sein musst. Du hast endlich den Urlaub genommen, den du dir immer gewünscht hast – ohne ständig E-Mails zu checken. Du hast dich von Freunden verabschiedet, die nicht mehr zu deinem Leben passten.

Du hast dich selbst mehr akzeptiert, ohne in den Spiegel zu schauen und zu denken: „Das bin ich jetzt."

Ja, das ist der Moment, in dem du dich nicht mehr so sehr um dein äußeres Erscheinungsbild sorgst, sondern mehr um das Gefühl, das du in dir trägst. Die Akzeptanz, dass du nicht perfekt sein musst, sondern einfach in deinem eigenen Leben und Körper, so wie er ist, ankommen darfst.

Vergänglichkeit als Chance

Also, mein Freund, das Leben ist vergänglich, und das ist völlig okay. Alter bedeutet nicht, dass es vorbei ist. Es ist vielmehr der Beginn eines neuen Kapitels, in dem du dir vielleicht weniger Gedanken über deinen Körper und mehr über deinen Geist machen kannst. Die Frage „Wie gehe ich mit den ersten grauen Haaren und Falten um?" wird dann plötzlich durch die wichtigere Frage ersetzt: „Wie kann ich all das, was ich in diesem Leben gelernt habe, nutzen, um es noch besser zu machen?"

Keine Panik! Die grauen Haare und die Falten sind deine Freunde. Sie sind das Zeichen für einen weiteren Abschnitt deines Lebens, und du bist noch lange nicht am Ende der Reise. Du bist einfach dabei, eine neue, coolere Version von dir selbst zu entdecken – und der Weg dorthin ist sowieso immer das eigentliche Abenteuer.

ES KNIRSCHT IM GETRIEBE – DIE ERSTEN SIGNALE VOM MUTTERSCHIFF

Die ersten Anzeichen des Midlife-Wandels klopfen oft in aller Stille an die Tür unseres Lebens. Doch wer hört schon hin, wenn der Alltag mit seinem ständigen Rauschen und Brummen über uns hinwegfegt? Wenn wir aufhören, diese leisen Signale unseres Körpers wahrzunehmen, häufen sich die Warnungen – bis sie eines Tages nicht mehr zu übersehen sind. Warum ignorieren wir diese ersten Vorboten des Wandels so lange, bis sie uns nicht mehr einfach aus dem Gleichgewicht werfen, sondern uns zu einem ernsthaften Umdenken zwingen? Und was können Humor, Ehrlichkeit und ein wenig Yoga tun, um die steifen Muskeln und ständigen Verspannungen zu lockern, die mit den Jahren kommen?

Es passiert nicht über Nacht. Niemand wacht eines Morgens auf und denkt: „So, das war's jetzt mit meiner Jugend." Vielmehr ist es ein schleichender Prozess, der mit kleinen, scheinbar harmlosen Zeichen beginnt. Ein leises Knirschen hier, ein zartes Ziehen da. Anfangs ignorierst du es, vertreibst es mit einem Schulterzucken und sagst dir, es sei nur der Wetterumschwung oder ein mal wieder viel zu hektischer Tag gewesen. Ein leichtes Stechen im Knie beim Treppensteigen? Vielleicht habe ich mich einfach zu schnell bewegt. Ein steifer Rücken nach dem Rasenmähen? Das muss nichts anderes als die falsche Bewegung gewesen sein. Doch irgendwann ist klar: Es ist nicht die falsche Bewegung, es ist der erste Weckruf, dass das „Mutterschiff" – dein Körper – nicht mehr ganz so reibungslos läuft wie früher. Das Knirschen ist kein Hintergrundrauschen mehr, sondern ein eindeutiges Signal, dass die Mechanik nicht mehr auf der Höhe der Zeit ist.

Plötzlich Rücken! Oder Knie. Oder beides.

Das Wort „plötzlich" trifft hier nur bedingt zu, denn diese Veränderungen haben sich über einen langen Zeitraum angekündigt. Du bemerkst es zuerst bei den kleinen, unscheinbaren Dingen des Lebens. Der morgendliche Sprint zum Badezimmer fühlt sich weniger nach einem schnellen Start und mehr nach einem vorsichtigen Herantasten an, als ob du dich deinem Körper wieder einmal langsam und respektvoll nähern müsstest. Beim Aufstehen von der Couch gibt es dieses markante Knacken. Und dabei bist du dir nicht ganz sicher: Ist es dein Rücken, der sich beschwert, oder ist es das Geräusch des Bodens unter dir? Du bückst dich, um etwas vom Boden aufzuheben, und für einen Moment scheint sich dein Körper in dieser Position festzuhalten, als ob er sich weigern würde, sofort wieder aufzurichten.

Der wahre Clou an der ganzen Sache: Wir ignorieren diese ersten Warnzeichen. Wir reden sie uns schön. „Ich habe gestern schlecht geschlafen", „Es ist sicher nur Muskelkater", oder der Klassiker: „Das war dieses neue Fitnessprogramm – ich habe einfach übertrieben." Doch in Wahrheit ist es nicht das falsche Training, nicht der Stress oder die Schlaflosigkeit. Es ist unser Körper, der uns höflich darauf hinweist, dass die Garantiezeit abgelaufen ist und wir endlich anfangen sollten, die Bedienungsanleitung zu lesen. Und, ganz ehrlich, wie viele von uns haben das Handbuch eigentlich je gründlich durchgearbeitet?

Warum dein Körper jetzt nach dem Handbuch verlangt:

Die Metapher des Mutterschiffs passt perfekt. Dein Körper ist ein hochkomplexes System, das über Jahre hinweg effizient und reibungslos funktioniert hat. Doch irgendwann merkt man, dass die Mechanik langsam zu verschleißen beginnt. Und wie bei jedem komplizierten Gerät, dessen Zahnräder nicht mehr ganz so präzise greifen wie früher, wird der erste Schritt notwendig: Man muss das Handbuch hervorholen. Doch wer hat dieses Handbuch je wirklich studiert?

In der Jugend und in den frühen Jahren des Erwachsenenlebens fühlte sich dein Körper wie ein unverwundbarer Panzer an. Du konntest ihn bis ans äußerste fordern – und er hat alles mitgemacht. Drei Stunden Schlaf, Fast Food, Bier und zwei Stunden Fußball am Wochenende? Kein Problem. Doch mit Mitte 30 oder spätestens Anfang 40 ändert sich etwas. Dein Körper verlangt plötzlich Respekt – einen Respekt, den du ihm über Jahre hinweg nicht wirklich geschenkt hast.

Hier sind einige der „Handbuch"- Anforderungen, die du vielleicht jetzt bemerkst:

Mehr Schlaf: Früher reichten dir nach einer langen Nacht mit nur vier Stunden Schlaf ein paar Tassen Kaffee und du warst wieder fit. Heute verlangst du nach sieben bis acht Stunden, und dein Körper macht keinen einzigen Kompromiss mehr.

Bessere Ernährung: Die Zeiten, in denen du dich von Pizza und Pommes ernähren konntest, ohne dass dein Körper sich beschwert hat, sind vorbei. Dein Magen rebelliert, wenn du ihm nicht mehr das gibst, was er wirklich benötigt: Gemüse, Ballaststoffe und weniger Zucker.

Mehr Bewegung: Die Ironie des Lebens: Je anstrengender Bewegung wird, desto mehr benötigt dein Körper sie. Der tägliche Spaziergang, Yoga, Schwimmen oder einfach regelmäßiges Dehnen – alles, was dir hilft, deine Flexibilität und Mobilität zu erhalten, ist nun von größerer Bedeutung als je zuvor.

Anekdote: Der Mann, der plötzlich Yoga entdeckte – und sich dabei blamierte

Nehmen wir als Beispiel Kai. Kai war ein durchschnittlicher Mann, Mitte 40, verheiratet, mit zwei Kindern und einem treuen Hund. Fitness hatte nie wirklich eine Rolle in seinem Leben gespielt, und das Leben mit all seinen Aufgaben – beruflich, familiär, alltäglich – hatte reichlich Bewegung gebracht. Doch irgendwann traf es ihn mit voller Wucht: Er wollte etwas ändern. An einem Samstagmorgen, als er einen unschuldigen Karton aus der Garage heben wollte, entschied sich sein Rücken, nicht mehr mitzumachen. Mit einem leisen „Oh!" ließ er den Karton fallen und stand stocksteif da.

„Das war's", dachte er. „Ich werde für immer so stehen bleiben."

Seine Frau, eine begeisterte Yoga-Praktizierende, sah die Gelegenheit und schlug ihm vor, sich ihrer morgendlichen Yoga-Routine anzuschließen. Skeptisch, aber von seiner plötzlichen Hilflosigkeit gezwungen, stimmte Kai zu. Und so fand er sich am nächsten Morgen in einer Gruppe von Yoga- Anfängern wieder – zwischen Menschen, die offensichtlich wussten, was sie taten. Er war bei der Begrüßungsposition schon ins Schwitzen gekommen. Dann kam der Moment, in dem die Lehrerin die Gruppe aufforderte, in die „herabschauende Hund"- Position zu gehen. Kai versuchte es, doch seine Hände rutschten auf der Matte aus und er landete mit einem lauten Plumps auf dem Boden. Die Klasse hielt für einen Moment inne, dann brach allgemeines, verständnisvolles Lachen aus.

„Willkommen beim Yoga", sagte die Lehrerin mit einem Lächeln. „Das ist ein guter Anfang."Trotz der Blamage fühlte sich Kai nach dieser Stunde überraschend besser. Sein Rücken war weniger steif, und er hatte das Gefühl, etwas für sich selbst getan zu haben. Es war der Anfang einer Reise, die er nie erwartet hatte, aber dringend brauchte.

Warum Humor hilft, wenn es knirscht:

Eines der besten Werkzeuge, die du in dieser Phase deines Lebens haben kannst, ist Humor. Wenn du beginnst, die ersten Zeichen des Wandels wahrzunehmen, mag es dir schwerfallen, sie zu akzeptieren. Und wenn diese Veränderungen dann auch noch deinen Stolz herausfordern, ist es leicht, sich überfordert zu fühlen. Aber statt gegen die Realität anzukämpfen, kannst du lernen, sie mit einem Augenzwinkern zu betrachten.Humor hilft dir, die kleinen Rückschläge des Lebens nicht zu ernst zu nehmen. Er erinnert dich daran, dass du nicht allein bist – Millionen von Menschen in deinem Alter kämpfen mit denselben Herausforderungen. Und manchmal ist ein Lachen über sich selbst der erste Schritt, um die nötigen Veränderungen zu akzeptieren und in eine neue Richtung zu lenken.

Fazit: Das Mutterschiff hört nie auf zu funken

Die ersten Anzeichen des Midlife-Wandels sind keine Katastrophe, sondern ein Weckruf. Sie sind ein wertvoller Hinweis, dass es an der Zeit ist, deinen Körper wieder ernst zu nehmen. Sie sind eine Einladung, dich bewusster mit deinem eigenen Leben auseinanderzusetzen und mehr Respekt für das zu entwickeln, was dich durch die Jahre trägt. Auch wenn es anfangs schwerfällt, die Signale zu akzeptieren, wirst du merken, dass sie eine Chance sind, das Leben in die richtige Richtung zu lenken – mit Humor, Geduld und einer gehörigen Portion Selbstironie.

Das Mutterschiff wird weiter funken – du musst nur lernen, zuzuhören.

ANGRIFF DER WOHLSTANDSWAMPE – BYE-BYE, SIXPACK!

Herzlichen Glückwunsch, du hast es geschafft! Du bist offiziell im Club der reifen Männer angekommen.

Ein exklusiver Club, in dem der einst straffe Sixpack durch ein kleines Kissen aus Komfort ersetzt wird und der Gürtel plötzlich nicht mehr so recht passen will. Doch keine Sorge: Du bist keinesfalls allein und vor allem nicht verloren. Der „Angriff der Wohlstandswampe" ist keine Krankheit, sondern ein natürlicher Teil des Lebens, der dich darauf hinweist, dass sich dein Körper auf eine neue Lebensphase umstellt. Was du brauchst, sind ein wenig Wissen und die Bereitschaft, ein paar Stellschrauben zu drehen.

Der langsame Stoffwechsel: Wie dein Körper plötzlich auf Sparflamme läuft

Stell dir vor, dein Körper ist ein Computer. In deinen jungen Jahren war er ein Hochleistungsmodell, das mühelos alle Programme gleichzeitig ausführen konnte. Heute fühlt es sich eher so an, als ob dein Prozessor ein paar entscheidende Updates verpasst hat und nun langsamer läuft als ein uralter 486er. Warum das Ganze? Der Stoffwechsel hat entschieden, einen Gang runterzuschalten. Aber das ist noch nicht alles. Eine der Hauptursachen für diese Veränderung ist dein sinkender Testosteronspiegel. Testosteron war das Superhormon, das in deinen 20ern deine Muskeln wachsen ließ, das Fett schmolz und dir Energie gab. Doch ab dem 30. Lebensjahr sinkt dein Testosteronspiegel jedes Jahr um etwa ein Prozent. Zunächst mag das nach wenig klingen, aber auf lange Sicht zeigt sich die Wirkung.

Weniger Testosteron bedeutet:

Muskelabbau: Deine Muskeln regenerieren sich langsamer und bauen sich weniger effektiv auf. Fettansammlung: Dein Körper neigt dazu, mehr Fett zu speichern, besonders in der Bauchregion.

Weniger Energie: Du fühlst dich nicht mehr wie ein Powerhouse, sondern eher wie eine gemütliche, aber langsamere Version davon.

Das Phänomen der Wohlstandswampe

Der Begriff „Wohlstandswampe" mag auf den ersten Blick humorvoll klingen, aber es ist ein reales Phänomen, das vor allem die Bauchregion betrifft. Warum gerade da? Bauchfett ist besonders hartnäckig und hormonell aktiv. Es fördert die Produktion von Stresshormonen wie Cortisol, was den Testosteronabbau noch weiter beschleunigt. Es entsteht ein Teufelskreis: Mehr Bauchfett = weniger Testosteron = mehr Bauchfett. Willkommen in der Welt der Wohlstandswampe!

Was du tun kannst: Strategien gegen die Wohlstandswampe

Die gute Nachricht: Du bist nicht machtlos. Mit ein paar gezielten Maßnahmen kannst du diesem Teufelskreis ein Ende setzen.

1. Ernährung: Iss smarter, nicht weniger

Protein ist dein Freund: Eiweiß hilft nicht nur beim Muskelaufbau, sondern fördert auch den Fettabbau. Versuche, proteinreiche Lebensmittel wie Eier, Hühnchen, Fisch oder Hülsenfrüchte in deine Ernährung zu integrieren.

Gesunde Fette für gesunde Hormone: Omega-3- Fettsäuren (zum Beispiel aus Fisch, Nüssen und Samen) und einfach ungesättigte Fette (wie Olivenöl oder Avocado) können die

Hormonproduktion unterstützen und deinen Stoffwechsel ankurbeln.

Zucker reduzieren: Zucker ist der größte Feind deines Testosterons. Er fördert die Fettansammlung und sabotiert deinen Stoffwechsel. Reduziere deine Zuckermengen, indem du verarbeitete Snacks und süße Getränke meidest.

Vitamin D und Zink: Beide sind essentielle Bausteine für die Testosteronproduktion. Nutze die Sonnenstrahlen und integriere Lebensmittel wie Austern oder Kürbiskerne in deine Mahlzeiten.

2. Bewegung: Es muss nicht immer das Fitnessstudio sein

Krafttraining: Selbst einfache Übungen mit Hanteln oder dem eigenen Körpergewicht können dabei helfen, Muskeln aufzubauen und deinen Testosteronspiegel zu steigern.

HIIT (Hochintensives Intervalltraining): Kurze, intensive Trainingseinheiten können den Stoffwechsel massiv ankurbeln und helfen, Fett effektiv zu verbrennen.

Alltag aktiver gestalten: Du musst nicht jeden Tag Stunden im Fitnessstudio verbringen. Kleine Veränderungen wie die Treppe statt den Aufzug zu nehmen oder regelmäßige Spaziergänge können ebenfalls große Wirkung zeigen.

3. Schlaf und Stressmanagement

Schlaf ist der beste Testosteron-Booster: Während du schläfst, produziert dein Körper am meisten Testosteron. Achte daher auf 7 bis 8 Stunden Schlaf pro Nacht.

Stress reduzieren: Chronischer Stress erhöht das Cortisol-Level, was deinem Testosteron schadet. Finde daher Wege, wie du den Stress reduzieren kannst – sei es durch Meditation, entspannende Hobbys oder regelmäßige Zeit in der Natur.

Die alte Jeans und der Kampf gegen die Realität

Jeder Mann kennt diesen Moment: Du greifst in deinen Schrank, holst deine Lieblingsjeans raus – die, die früher perfekt saß – und merkst plötzlich: Sie passt nicht mehr. Du ziehst, drückst und springst, doch der Knopf bleibt weit entfernt vom Loch. In deinem Kopf fragst du dich: „Hat die Waschmaschine die Jeans geschrumpft?" Doch die Wahrheit ist: Es ist nicht die Jeans. Es ist dein Körper, der dir freundlich aber bestimmt mitteilen möchte, dass sich einiges geändert hat.

Ein Freund von mir hatte genau das gleiche Erlebnis. Statt sich von diesem Moment entmutigen zu lassen, entschloss er sich, ins Fitnessstudio zu gehen. Doch statt sich auf die Geräte zu stürzen, landete er in einem Yoga-Kurs – der angeblich „entspannend" sein sollte. Der Anblick, wie er verzweifelt versuchte, eine ansehnliche Baum-Pose hinzubekommen, war unbezahlbar. Doch am Ende des Kurses sagte er:

„Weißt du was? Das mache ich jetzt regelmäßig!" Ein paar Monate später passte die Jeans wieder – nicht perfekt, aber besser. Und vor allem: Er fühlte sich besser.

Fazit: Die Wohlstandswampe als Herausforderung und Chance

Die Wohlstandswampe ist nicht das Ende der Welt – im Gegenteil, sie ist eine Einladung, deinen Körper besser zu verstehen und mit den Veränderungen des Alters zu arbeiten, anstatt gegen sie anzukämpfen. Ja, dein Stoffwechsel läuft langsamer, und ja, dein Testosteronspiegel sinkt.

Aber mit der richtigen Ernährung, Bewegung und einem bewussten Lebensstil kannst du nicht nur die Wampe in Schach halten, sondern auch die Kontrolle über deinen Körper zurückgewinnen.

Also, schnapp dir deine neue, bequemere Jeans, gönn dir ein Bier (in Maßen, natürlich) und denk daran: Das Abenteuer des Lebens endet nicht mit einem sinkenden Testosteronspiegel – es beginnt nur auf eine neue, spannende Weise.

TESTOSTERON – DER HELD, DER SICH HEIMLICH DAVONSCHLEICHT

„Früher habe ich einfach alles gemacht – heute sitze ich da wie ein Gummibärchen auf dem Sofa und frage mich, wie das passieren konnte."

Willkommen in der Andropause, mein Freund!

Es fühlt sich an, als hättest du deinen Körper im besten Alter auf eine Reise geschickt – doch plötzlich bist du an einem Punkt angekommen, an dem er sich wie ein alter, völlig entnervter Möbelstück anfühlt, das im nächsten Umzug beinahe die Riegel fallen lässt.

Willkommen in der Andropause – der hormonellen Achterbahnfahrt, die dir irgendwie genau das gibt, was du nie bestellt hast. Testosteron, dieser langjährige Kumpel und dein persönlicher Superheld, zieht sich heimlich zurück, und mit ihm viele andere Aspekte, die du vielleicht nicht auf dem Schirm hattest.

Der „Kraftverlust" – Wenn dein Körper plötzlich in Rente geht

Früher, als du noch jung und frisch warst (ach, die guten alten Zeiten!), bist du voller Elan ins Fitnessstudio gestürmt, hast gewichte gestemmt und dich wie der unbesiegbare Held gefühlt. Doch heute? Der Weg zum Fitnessraum ist fast ein größerer Kampf, als die Hanteln selbst zu heben. Dein Körper fühlt sich eher an wie ein Sofa – bequem, aber völlig aus dem Takt. Und warum? Ganz einfach: Dein alter Freund, Testosteron, lässt nach. Weniger Testosteron bedeutet weniger Energie, weniger Muskeln und weniger Lust, die Hanteln hochzunehmen. Es ist der Moment, in dem du merkst: „Was ist mit meinem Körper passiert? Wo ist der alte Held hin?"

Aber hey, du bist nicht verloren. Dein Körper braucht einfach einen neuen Kickstart. Das Beste daran: Du hast die Möglichkeit, wieder ins Spiel zu kommen.

Der „Müde-Mann"-Effekt – Schlafen wie ein Baby? Naja...

Früher bist du einfach ins Bett gefallen und hast den Schlaf genossen wie ein frisch gekochtes Rührei. Heute? Schlafen wird zur Challenge – du drehst dich stundenlang um, wachst mitten in der Nacht auf und fühlst dich am Morgen immer noch wie der gleiche Zombie wie gestern. Was läuft hier schief?

Hier kommt Testosteron ins Spiel: Es ist nicht nur für deine Muskeln verantwortlich, sondern sorgt auch dafür, dass du die nötige Ruhe bekommst, die du für deine Energie brauchst. Wenn der Testosteronspiegel sinkt, geht dein Schlaf mit ihm. Du merkst, wie deine Nächte eher zum „Mini-Schlaf-Zirkus" werden, anstatt zur erholsamen Pause.

Anekdote: Alex, der Fitnessguru, der jetzt die „Netflix- Edition" lebt

Lass uns mal über Alex sprechen. Früher war er der Fitness-Nerd schlechthin. Mit Protein-Shakes in der einen Hand und Hanteln in der anderen, war er der Inbegriff von Durchhaltevermögen und Muskelmasse. Heute? Alex ist der Typ, der nicht mal mehr weiß, wie er in den Fitnessraum kommt, ohne dabei das Gefühl zu haben, in den Ruhestand geschickt worden zu sein. Statt Hanteln hebt er nun Chips und Bier – und seine Hüften danken es ihm.„Früher war ich ein Fitness- Junkie", sagt er. „Heute sind meine Workouts auf dem Sofa – die Chips sind meine neuen Hanteln." Alex fühlt sich irgendwie verloren, weil er die „alte Version" von sich selbst nicht mehr wiedererkennt.

Aber weißt du was? Es passiert jedem. Du bist nicht allein – du bist ein normaler Mann, der sich einfach einer natürlichen Veränderung stellen muss. Und die gute Nachricht: Du kannst wieder ins Spiel kommen!

Du bist nicht allein!

Ja, genau – du bist nicht der einzige Mann, der plötzlich merkt, dass der Körper nicht mehr ganz so mitspielt wie früher. Und bevor du in Panik verfällst und irgendwelche Wunderpillen besorgst – keine Sorge! Die Andropause ist keine Katastrophe. Es ist einfach ein normaler Prozess, bei dem Testosteron und andere Hormone sich nach und nach zurückziehen. Aber du kannst immer noch etwas tun.

Was du tun kannst:

In Bewegung kommen: Es ist nie zu spät, mit Krafttraining oder Ausdauersport zu starten. Leichte Workouts können helfen, Muskelmasse zurückzugewinnen und deine Energie zu steigern. Du musst kein Bodybuilder werden, aber regelmäßig aktiv zu bleiben, wird dir helfen, deinen Körper wieder auf Kurs zu bringen.

Schlaf optimieren: Schlaf ist jetzt wichtiger als je zuvor. Achte auf eine regelmäßige Schlafroutine, gönn dir genügend Ruhe und schaffe eine angenehme Schlafumgebung. Dein Körper wird es dir danken – und vielleicht auch die nächsten Tage etwas leichter machen.

Ernährung umstellen: Achte auf eine ausgewogene Ernährung mit genügend Protein und gesunden Fetten. Verzichte auf Zucker, der dir nur kurzfristig Energie gibt und dich langfristig runterschlägt. Es geht darum, deinem Körper das zu geben, was er wirklich braucht.

Fazit: Die Andropause ist keine unüberwindbare Mauer. Sie ist eine Chance – eine Einladung, deinen Körper wieder auf die richtige Bahn zu bringen und stärker als

je zuvor aus der Veränderung hervorzugehen. Sieh es als Umbauprojekt. Vielleicht nicht der heißeste Umbau aller Zeiten, aber wer weiß — am Ende bist du vielleicht stärker und weiser, als du es je gedacht hättest.

GEFÜHLE AUßER KONTROLLE – WILLKOM-
MEN IN DER ACHTERBAHN

**Warum du plötzlich wegen Kitschfilmen heulst – oder
ausrastest, wenn der Toaster klemmt.**

Plötzlich fängst du an, bei Kitschfilmen zu heulen. Warum?
Weil du es kannst! Die emotionale Achterbahn fährt jetzt in
den vollen Loopings – und du kannst nicht mehr anhalten,
auch wenn du es willst. Willkommen in der emotionalen Version der Achterbahn!

Erinnerst du dich an die Zeiten, als du unerschütterlich wie ein
Felsen warst? Als du bei einem Film nie mehr als ein müdes
Gähnen zustande gebracht hast und das Wort „Gefühle"
höchstens in einem Fußballspiel vorkam? Nun, das war einmal. Jetzt geht alles anders.Jetzt passiert es ständig: Du
siehst einen dieser kitschigen Filme, bei dem die Frau am
Ende „Ja" sagt, und zack, da ist es – eine Träne. Woher?
Keine Ahnung! Du hast nicht mal gewusst, dass du in der
Lage bist, bei so etwas zu heulen. Aber jetzt? Jetzt bist du
plötzlich der Softie, der vor sich hin schnieft, als wäre der
Weltuntergang in der Mache. Was ist passiert? Die Hormone
haben das Steuer übernommen und plötzlich macht das Leben
mehr Drama als eine Soap Opera Marathon.

Hormone, Stimmungsschwankungen und die unge-
wollte Softie-Seite

Es ist wie ein ungebetener Gast, der sich einfach in dein Leben schleicht. Du wachst auf und fühlst dich wie der König der
Welt, und ein paar Stunden später könntest du wegen einer
nicht funktionierenden Kaffeemaschine ausrasten. Dein Körper
hat sich in eine Art Gefühls-Wunderland verwandelt. Da ist
Wut, da ist Traurigkeit, da ist Euphorie – und alles kommt
ohne Vorwarnung.Und der Grund dafür? Testosteron hat

plötzlich die Tür hinter sich zugeschlagen, und die chemischen „Sicherheitspuffer" deines Körpers sind weg. Deine Stimmung schwankt wie ein Boot auf stürmischer See, und die Wellen kommen schneller, als du „Wer hat das Toaster-Drama gestartet?" rufen kannst.

Tipps für den Umgang mit der emotionalen Achterbahn

Akzeptiere deine neue Superkraft: Ja, du wirst jetzt mit Tränen kämpfen, wenn ein Filmcharakter im Flugzeug sitzt und sich von seiner Mutter verabschiedet. Und? Scheiß drauf! Das bedeutet nicht, dass du ein Weichei bist. Du bist einfach… menschlicher geworden. Sieh es als eine Art emotionalen Upgrade. Akzeptiere, dass du auch mal heulen darfst – es macht dich nicht schwächer, es zeigt, dass du mit allem, was da draußen passiert, verbunden bist.

Atemübungen, mein Freund: Wenn du merkst, dass du gleich bei einer Kleinigkeit ausrastest, atme tief durch. Versuche, den Wutausbruch in einen ruhigen Moment zu transformieren. Du wirst überrascht sein, wie viel entspannter du dich fühlen kannst, wenn du deine Atmung kontrollierst. Ein paar tiefe Atemzüge und du wirst dich plötzlich viel gelassener fühlen.

Sport als Ventil: Wenn die Emotionen hochkochen, schnapp dir deine Sportschuhe und geh raus! Ein bisschen Laufen oder Krafttraining kann helfen, den Kopf wieder klar zu bekommen und die Wellen der Emotionen zu beruhigen. Es ist erstaunlich, wie sehr Bewegung dabei hilft, wieder in Balance zu kommen.

Genieß die guten Momente: Und wenn du plötzlich aus dem Nichts in ein Gefühl von purer Glückseligkeit verfällst, dann geh mit! Vielleicht ist es der Geruch von frischem Kaffee oder das Lächeln eines Fremden, das dich umhaut. Nimm es als Geschenk und sei dankbar für diesen Moment der inneren Ruhe. Diese kleinen Glücksmomente sind wie Schätze, die dir die Andropause schenkt.

Anekdote: Holger und seine unerwarteten Tränen beim Staffelfinale seiner Lieblingsserie

Und dann gibt's da noch Holger – unser Beispiel. Holger war der klassische „harter Kerl" – nie ein Tränchen in Sicht, egal wie dramatisch das Leben war. Doch dann kam der Tag, an dem er das Staffelfinale seiner Lieblingsserie auf Netflix anschaute. Eine dieser Serien, die du dir normalerweise für die Zeit auf dem Sofa aufhebst, wenn du dir wirklich keinen Kopf mehr machen willst.

Er war also tief versunken in der Handlung, als plötzlich die Heldin der Geschichte einen epischen Moment erlebte. Und – du wirst es nicht glauben – Holger fängt an zu weinen. Richtig heulen. Die Tränen liefen ihm in Strömen über das Gesicht, und es gab keinen Stoppschalter mehr. Er legte die Fernbedienung beiseite, rieb sich die Augen und dachte: „Was ist da gerade passiert?"

Und weißt du was? Holger hatte seinen Moment der Erleuchtung. Die Andropause hatte ihm einen emotionalen Zugang verschafft, den er nie erwartet hätte. Und anstatt sich schlecht zu fühlen, beschloss er, es einfach zu akzeptieren. Der harte Kerl von damals war jetzt ein wenig weicher – und das fühlte sich verdammt gut an.

Fazit: Willkommen in der emotionalen Achterbahn. Die Andropause bringt nicht nur die körperliche Veränderung, sondern auch eine komplett neue Sichtweise auf die Welt der Gefühle. Die Tränen sind vielleicht öfter als früher, aber sie machen dich nicht schwächer.

Ganz im Gegenteil, sie zeigen dir, dass du noch mit allem, was da draußen passiert, verbunden bist. Und hey, wenn der Toaster dir heute den ganzen Morgen versaut, dann schalt einfach den Film ein und heul dich

mal richtig aus. Es ist alles Teil des Prozesses – und wer weiß, vielleicht findest du dabei sogar ein Stück Weisheit.

WUT IM BAUCH – DER AUSRASTER ALS VENTIL

Warum Männer in der Midlife-Crisis lernen müssen, mit ihrer Wut umzugehen – und wie sie das tun können, ohne alles in Flammen zu setzen.

Jeder kennt es: Ein Moment der Frustration, und plötzlich explodierst du. Ein kaputter Toaster, der verspätete Bus, der nervige Kollege – oft sind es diese kleinen Dinge, die den Ausschlag geben. Doch die wahre Ursache für einen Wutausbruch liegt selten in der trivialen Situation. Vielmehr sind es jahrelanger Druck, gesammelte Frustration und das Gefühl, in der eigenen Lebenssituation festzustecken. In der Midlife-Crisis kommen all diese Emotionen zusammen, und Wut wird zum Ventil, das für einen Moment Erleichterung verschafft. Doch was tun, wenn du merkst, dass du regelmäßig in diese Fallstricke tappst?

Der unterschätzte Vulkan: Warum Wut im Alter nicht weniger wird, sondern sich verändert

Es gibt das Missverständnis, dass Männer in der Mitte ihres Lebens ruhiger und gelassener werden sollten. Der „Midlife-Wandel" wird oft mit Weisheit und einem Rückgang der emotionalen Ausbrüche gleichgesetzt. Doch in der Realität brodelt der innere Vulkan weiter. Zwar lässt die Energie nach, aber die psychischen und emotionalen Herausforderungen in der Midlife-Crisis können die Wut genauso stark aktivieren wie in jungen Jahren.

Was sich verändert, ist die Art und Weise, wie Wut ausbricht. In der Jugend war sie vielleicht impulsiv und explosiv – ein Wutausbruch aus der Situation heraus. Mit zunehmendem Alter wird Wut oft von Frustration über verpasste Chancen, unerfüllte Erwartungen und die eigene Vergänglichkeit getriggert. Es ist nicht mehr der Toaster, der deinen Ärger auslöst, sondern die Erkenntnis, wie viele deiner Träume du nicht verwirklicht hast.

Die Frustration des „Nicht-Verstehens": Wut als Symptom innerer Unzufriedenheit

Frustration entsteht oft nicht im Einklang mit der Situation, sondern als Symptom einer inneren Unzufriedenheit. In der Midlife-Crisis fühlst du dich möglicherweise häufig missverstanden – von Kollegen, von der Familie oder auch von dir selbst. Deine Erwartungen an dein Leben stimmen nicht mit der Realität überein. Viele der Träume, die du in deiner Jugend hattest, erscheinen jetzt unerreichbar.

Diese innere Unzufriedenheit setzt sich dann in der äußeren Welt fort. Du hast das Gefühl, dass sich die Welt nicht mehr mit dir bewegt. Du bist der Einzige, der merkt, dass die Zeit rennt und viele deiner Ziele unerfüllt bleiben. Und genau hier setzt die Wut an, die durch scheinbar triviale Momente wie einen kaputten Toaster oder einen misslungenen Reparaturversuch überkocht.

Was steckt hinter der Wut?

Wut ist eine natürliche Reaktion auf das Gefühl einer Bedrohung, sei sie real oder eingebildet. In der

Midlife-Crisis wird sie oft durch die Unzufriedenheit über unerfüllte Träume und das Gefühl des „Nicht- Meisterns" ausgelöst. Du fragst dich vielleicht, warum du deine Jugend oder die besten Jahre nicht genutzt hast und warum dein Leben nicht so verläuft, wie du es dir vorgestellt hast.

Wut ist nicht nur eine Antwort auf äußere Ereignisse, sondern auch auf die innere Auseinandersetzung mit der Vergangenheit und der Frage: „Was hätte ich anders machen können?" Sie dient als Ventil für die Frustration, die sich über Jahre hinweg aufgebaut hat.

Anekdote: Die Rache des Toasters

Tom erlebte einen typischen Morgen, der für viele Männer in der Midlife-Crisis wohl bekannt ist. Hektisch sprang er zwischen Küche und Bad hin und her und versuchte während er sich anzog das Frühstück zuzubereiten .In der Küche funktionierte der Toaster nicht wie gewohnt. Der Toast blieb stecken. Tom versuchte, ihn vorsichtig zu befreien, doch er gab ihm zu viel Druck – der Toast sprang in die Luft und landete auf dem Boden. Tom warf ihm einen Blick zu und brüllte: „Waaas soll das? Was ist das jetzt schon wieder ?? und wischte mit der Hand den Toaster vom Tisch, der krachend auf dem Boden in seine Einzelteile zersprang.

In diesem Moment war es nicht nur der Toaster, der ihn wütend machte. Es war das Gefühl, dass in seinem Leben vieles schiefgelaufen war – der stressige Job, das Gefühl, nicht genug Zeit mit der Familie verbracht zu haben, und das nagende Gefühl, oft „nein" zu seinen eigenen Träumen gesagt zu haben. Tom setzte sich hin, atmete tief durch und merkte plötzlich, dass die Wut gar nicht dem Toaster galt, sondern sich auf ihn selbst richtete – die Summe der gesammelten Frustrationen, die über Jahre hinweg in ihm aufgestaut war.

Strategien für den Umgang mit Wut

1.   Erkenne den wahren Auslöser: Der wahre Grund für einen Wutausbruch liegt nicht in der Situation selbst. Der kaputte Toaster ist nur der Katalysator. Achte darauf, was wirklich hinter deiner Wut steckt und frage dich, wann du dich zuletzt frustriert fühltest und warum.

2.   Atme tief und zähle bis zehn: Klingt altmodisch, aber es funktioniert. Wenn der Druck steigt, halte inne, atme tief und zähle bis zehn. Diese einfache Technik hilft, die Wut nicht

sofort zu entladen und gibt dir einen Moment, um wieder die Kontrolle zu gewinnen.

3. Nutze die Wut als Energie: Wut ist eine kraftvolle Emotion. Nutze sie, um Veränderungen anzustoßen. Melde dich zum Sport an oder verwende die Energie, um an deinen Zielen zu arbeiten.

4. Reflektiere und lass los: Die Kunst im Umgang mit Wut liegt darin, sie nach dem Ausbruch zu reflektieren und loszulassen. Überlege, ob die Wut wirklich der Situation galt oder ob es tiefere Gründe gibt. Akzeptiere die Emotion und lass sie dann los.

Fazit: Wut ist keine Schwäche, sondern eine natürliche Reaktion auf die Herausforderungen des Lebens. In der Midlife-Crisis tritt sie oft in einer neuen Form auf, ausgelöst durch Frustration über verpasste Chancen und unerfüllte Ziele. Es liegt an dir, diese Wut zu verstehen und sie als Energie zu nutzen, statt sie unkontrolliert freizusetzen. Die wahre Herausforderung ist es, sie zu akzeptieren, zu reflektieren und in eine produktive Richtung zu lenken. hilft, dich weiterzuentwickeln und Veränderungen zu bewirken.

DIE SUCHE NACH DEM INNEREN RUHEPOL –
VOM RENNPFERD ZUM ZEN-BUDDHA

Wie Männer lernen können, mit Stress und Druck umzugehen, ohne sich selbst zu überfordern

Willkommen im nächsten Kapitel deines Midlife- Abenteuers, mein Freund. Ja, du fühlst dich oft wie ein Rennpferd, das jahrelang unermüdlich seine Runden dreht. Doch plötzlich merkst du, dass die Bahn holpriger wird und die Zielgerade weiter entfernt scheint, als du es dir je vorgestellt hast. Was tun? Weiter galoppieren, bis die Beine schlapp machen? Oder anhalten, durchatmen und den Weg neu überdenken? Es ist Zeit, deinen inneren Zen-Buddha zu finden – weniger Rennen, mehr Ruhe. Genau jetzt!

Warum Stress der versteckte Endgegner ist

Du kennst es: Der Job fordert immer mehr, zu Hause stapeln sich die To-Dos, und irgendwann fragst du dich: „Wann habe ich eigentlich das letzte Mal tief durchgeatmet?" Stress ist wie ein unsichtbarer Gegner. Anfangs denkst du, du hast ihn im Griff, doch langsam raubt er dir die Energie, ohne dass du es merkst. Chronischer Stress schwächt nicht nur dein Immunsystem und verdirbt deine Laune, er setzt deinem Körper auch langfristig zu. Höchste Zeit, das Steuer zu übernehmen und ihm die rote Karte zu zeigen.

Die Kunst des Anhaltens – Warum langsamer manchmal schneller ist

Hier kommt eine Wahrheit, die jeder Zen-Meister unterschreiben würde: Schneller bedeutet nicht immer besser. Es ist okay, mal einen Gang runterzuschalten. Glaub mir, das ist kein Zeichen von Schwäche, sondern von Intelligenz. Du musst nicht jedes Rennen gewinnen. Manchmal reicht es, einfach die Landschaft zu genießen.

Strategie 1: Meditation – Keine Panik, du musst nicht ins Kloster ziehen

Meditation mag für viele Männer wie etwas sein, das nur Yogis und Hippies tun. Doch hör mir zu: Sie ist keine Zauberei, sondern eine wissenschaftlich bewiesene Methode, um deinen Kopf zu befreien.

Ein einfacher Einstieg:

- Setz dich bequem hin – nicht auf das Sofa, sondern auf einen Stuhl oder den Boden.

- Atme tief ein und aus. Zähl beim Einatmen bis vier, halte kurz die Luft an, und zähl beim Ausatmen wieder bis vier.

- Mach dir keinen Stress, wenn dein Kopf ständig von Gedanken überflutet wird. Lass sie kommen und gehen, wie Wolken am Himmel.

- Fünf Minuten am Tag reichen aus. Du wirst überrascht sein, wie schnell du ruhiger wirst.

Strategie 2: Achtsamkeit – Präsenz statt Multitasking

Multitasking ist ein Mythos. Niemand kann es wirklich. Stattdessen geht es darum, die Momente bewusst zu erleben. Bei jedem Schritt kannst du Achtsamkeit üben.

Ein Beispiel:

- Beim Essen: Leg dein Handy weg und konzentrier dich auf den Geschmack. Wie fühlt sich das Essen an? Wie riecht es?

- Beim Spazierengehen: Denk nicht an die Arbeit. Schau dir die Natur um dich herum an, hör die Vögel, spür den Wind. Es mag simpel erscheinen, aber es hilft dir, aus deinem Kopf auszutreten und im Hier und Jetzt anzukommen.

Strategie 3: Naturerlebnisse – Dein persönlicher Rückzugsort

Die Natur ist der ultimative Stresskiller. Studien zeigen, dass bereits 20 Minuten in der Natur deinen Blutdruck senken und deine Stimmung verbessern können. Und das Beste? Es kostet nichts!

Mach einen Waldspaziergang. Der Duft von Bäumen und das Rascheln der Blätter wirken wie Balsam für die Seele. Finde dir einen Lieblingsplatz – ein Park, ein See oder ein kleiner Garten – und geh regelmäßig dorthin, um aufzutanken.

Warum du nicht Superman sein musst

Und hier kommt die wichtigste Lektion: Du musst nicht alles alleine schaffen. Es ist okay, Hilfe anzunehmen, Schwächen zuzugeben und auch mal zu sagen: „Das packe ich heute nicht." Niemand erwartet von dir, unbesiegbar zu sein. Im Gegenteil, die größte Stärke liegt oft darin, einfach innezuhalten und zu reflektieren.

Anekdote: Der Mann, der dachte, er wäre ein Zen-Meister

Ein Kumpel von mir wollte sich auch mal in Meditation üben. Er kaufte sich ein Meditationskissen, zündete Kerzen an und setzte sich in den Lotussitz. Fünf Minuten später sprang er auf und schrie: „Das ist nichts für mich! Ich bin viel zu unruhig!" Die Moral der Geschichte? Niemand wird über Nacht ein Zen-Meister. Es geht nicht um Perfektion, sondern darum, überhaupt anzufangen.

Fazit: Dein persönlicher Ruhepol

Das Leben wird immer wieder Stürme schicken — das lässt sich nicht ändern. Doch du kannst lernen, dein eigenes Schiff ruhig durch die Wellen zu steuern. Meditation, Achtsamkeit und Natur sind wie ein Kompass, der dir dabei hilft. Und denk daran: Du bist nicht allein. Jeder Mann im Midlife-Universum kämpft mit den gleichen Herausforderungen. Also schnapp dir deinen inneren Zen-Buddha und leg los!

Was sagst du, Buddy? Bereit, eine Runde innere Ruhe zu erleben?

DER JAKOBSWEG DER SEELE – STEFAN AUF DER SUCHE NACH SICH SELBST

Der Weg zur Selbstfindung nach einer langen Ehe und der Entscheidung, endlich für sich selbst zu leben.

Stefan's Reise nach der Scheidung und seine Reise auf dem Jakobsweg, um wieder zu sich selbst zu finden und seinen Selbstwert zurückzugewinnen.

Stell dir vor, du hast 28 Jahre deines Lebens in einer Ehe verbracht. 28 Jahre, in denen du das Gefühl hattest, nicht du selbst zu sein – nicht wirklich. 28 Jahre, in denen du innerlich geknebelt warst, von der ständigen Kritik, der Schikane und dem Mobbing, das von deinem Partner ausging. Vielleicht hast du dich angepasst, vielleicht hast du die Augen verschlossen, aber tief in dir drinnen hast du gewusst, dass dies nicht das Leben ist, das du dir immer gewünscht hast.

Und dann, eines Tages, nachdem du dich jahrelang gefragt hast, ob du „wirklich noch leben" kannst, fasst du den Mut. Mit 50, 55 oder vielleicht sogar später als das, gehst du den Schritt. Du lässt deine Ehe hinter dir. Du lässt den Schmerz, die Demütigungen und die ständige Selbstzweifel zurück. Du lässt die Angst los, dass es zu spät ist, für dich selbst einzustehen. Und du entscheidest dich, deinem Leben eine neue Richtung zu geben. Du trennst dich, du lässt los – und du beginnst deine Reise zu dir selbst.

Aber wie sieht diese Reise aus? Wie findet man sich selbst, nachdem man jahrelang in einer Beziehung war, die einen ausgenutzt und geformt hat, um den eigenen Selbstwert zu verlieren? Für Stefan, einen Mann, der 28 Jahre lang in einer toxischen Beziehung gefangen war, begann diese Reise auf dem Jakobsweg – einem der bekanntesten Pilgerpfade Europas.

Der Schritt ins Unbekannte: Der Jakobsweg als Symbol der Freiheit

Stefan hatte viele Jahre in einer Ehe verbracht, die nicht nur seine Träume, sondern auch seine Identität zerstört hatte. Seine Frau hatte ihn jahrelang schikaniert, ihm das Gefühl gegeben, nicht gut genug zu sein, und seine Bedürfnisse und Wünsche ignoriert. Aber es war nicht nur das: Es war das ständige Gefühl der Unsicherheit, das ihn fast erdrückte. Der ständige Zweifel an sich selbst, der seine Gedanken und Gefühle bestimmte, weil er nicht in der Lage war, aus der Beziehung auszubrechen.

Er hatte die Zeichen seiner inneren Zerrissenheit nicht immer verstanden. Manchmal fühlte er sich wie ein Schatten seiner selbst, der in einem Leben lebte, das nicht mehr seines war. Aber je älter er wurde, desto mehr wuchs die Erkenntnis: „Ich will noch leben. Dieses Leben ist nicht mein Leben."

Und so fasste er einen mutigen Entschluss. Er wusste, dass er sich finden musste – nicht nur für sich selbst, sondern auch, um die Jahre zurückzugewinnen, die er in dieser Beziehung verloren hatte. Der Jakobsweg, der seit Jahrhunderten von Menschen als Pilgerreise genutzt wird, wurde zu seinem Weg zur Selbstfindung. Stefan wusste, dass er sich auf diese Reise begeben musste, um den Körper und den Geist zu befreien und endlich wieder zu sich selbst zu finden.

Der Weg nach innen: Stefan geht den Jakobsweg

Der Jakobsweg ist nicht nur eine körperliche Reise – er ist auch eine mentale und spirituelle Reise. Und so begab sich Stefan auf diesen langen, herausfordernden Weg. Der Weg führte ihn durch atemberaubende Landschaften, aber noch wichtiger: Er führte ihn zu sich selbst. Mit jedem Schritt, den er auf dem Weg machte, entfernte er sich mehr von der Vergangenheit, von den Schatten seiner Ehe und von den tief verwurzelten Gefühlen der Unzulänglichkeit, die er so lange mit sich getragen hatte.

Stefan hatte mit vielen Dämonen zu kämpfen. Die Einsamkeit, die er als Begleiter hatte, brachte viele schmerzhafte Erinnerungen und Ängste mit sich. Doch die Stille des Jakobswegs half ihm, sich seinen Ängsten zu stellen und sie zu überwinden. Und so fand Stefan, dass der Weg nicht nur das Ziel war – der Jakobsweg war eine Metapher für die Reise, die er machen musste, um sich selbst zu befreien.Es war auf diesem langen Pilgerweg, dass Stefan endlich wieder lernte, wer er wirklich war. Ohne die ständige negative Einflussnahme seiner Ex-Frau begann er zu erkennen, wie stark er eigentlich war. Wie viel er durchgemacht hatte und wie viel er noch in sich trug. Die Reise war für ihn mehr als nur eine körperliche Herausforderung – sie war eine Möglichkeit, seine Würde zurückzuerlangen.

Der Rückweg zu sich selbst: Stefan findet seine innere Stärke

Der Jakobsweg war für Stefan die Chance, sich neu zu definieren, nicht durch die Augen eines anderen, sondern durch seine eigenen. Schritt für Schritt entfernte er sich von den Ketten der Vergangenheit und erkannte, dass er nicht mehr der Mann von früher war. Dieser Stefan, der sich jahrelang von seiner Frau unterdrücken ließ, hatte Platz gemacht für einen neuen, stärkeren Mann, der wusste, was er wert war.

Und als er schließlich sein Ziel erreichte, war es nicht nur das Ende einer körperlichen Reise, sondern auch das Ende einer emotionalen Reise. Stefan war ein anderer Mann geworden. Ein Mann, der wusste, was es bedeutete, für sich selbst zu leben und sich selbst zu lieben.

Fazit: Der Weg der Befreiung

Stefans Reise auf dem Jakobsweg ist ein kraftvolles Beispiel dafür, dass es nie zu spät ist, sich selbst zu finden. Auch wenn du jahrzehntelang in einer ungesunden Beziehung gefangen warst, ist es nie zu spät, den Mut zu fassen, dich zu befreien. Der Jakobsweg war nicht nur eine Pilgerreise für Stefan – er war eine Reise zu sich selbst. Und das ist das Wichtigste, was wir aus seiner Geschichte lernen können: Egal, wie alt du bist, du kannst immer noch anfangen, für dich selbst zu leben und deinen Selbstwert zurückzuerlangen. Es ist eine Reise, die dich zu dir selbst führen wird – und die dich stärker machen wird, als du je gedacht hättest.

SPORTWAGEN ODER MOTORRAD – DIE KRISE AUF VIER RÄDERN

Der Reiz materieller Dinge, die Männer in der Midlife-Crisis oft anziehen.Der Wunsch nach Statussymbolen und der schnelle Kick von teuren Spielzeugen.

Warum emotionale Erfüllung oft mehr bringt als der Besitz eines Sportwagens oder Motorrads und wie man die wahre Zufriedenheit findet, ohne sich nur auf äußere Dinge zu verlassen.Okay, Kumpel, jetzt wird's richtig spannend. Stell dir vor: Du stehst mitten in der Midlife-Crisis, der Bart wächst etwas grau, und plötzlich ist der Gedanke da – „Was wäre, wenn…?". Was wäre, wenn ich jetzt einfach meinen alten Golf gegen einen sportlichen Porsche eintausche? Oder noch besser, wie wäre es mit einer Harley Davidson, um mir dieses „Lebensgefühl" zu holen, von dem die Filme immer so schwärmen? Das Verlangen nach Statussymbolen, diese glänzenden, schnellen Maschinen, die einem das Gefühl von Jugend und Freiheit zurückgeben, ist keine Seltenheit im Midlife- Universum. Doch was steckt eigentlich dahinter?

„Warum wir uns plötzlich wie der King of the Road fühlen wollen."

Du hast es sicher schon mal gehört: In den 20ern ist der Wagen einfach nur ein Fortbewegungsmittel. Aber in den 40ern? Oh nein, mein Freund, da wird das Auto zum Spiegelbild deiner Seele! Und plötzlich siehst du dich selbst als den König der Straße, wenn du in deinem brandneuen Sportwagen über den Asphalt düst. Die Hektik des Alltags, das Gefühl von „Ich bin noch nicht erledigt", und die Erinnerung an die Zeit, als du noch unaufhaltsam und schnell wie ein junger Rennfahrer warst, treiben dich dazu, in die Taschen zu greifen und dir das Teil zu holen.

Der Kauf des Sportwagens oder Motorrads wird dann zu einem kleinen Statement – eine Mischung aus „Ich kann es mir leisten" und „Ich bin noch jemand" – und das tut verdammt gut! Aber Moment mal, ist das wirklich das, was du dir von deinem Leben in der Midlife-Crisis erhoffst? Ja, der Porsche glänzt im Sonnenlicht, aber wird er dir auch das geben, was du wirklich brauchst?

Die Antwort lautet: Wahrscheinlich nicht.

„Warum du bei der Wahl des nächsten 'Spielzeugs' auch an deine emotionale Erfüllung denken solltest."

Du siehst also, Kumpel, der Reiz des materiellen Besitzes, diese glänzenden Objekte, die uns für einen Moment wie die coolsten Kerle im Raum fühlen lassen, ist nicht zu unterschätzen. Aber, und hier kommt der wichtige Punkt: Der wahre Schlüssel zur Zufriedenheit liegt oft nicht in der Anzahl von PS unter der Haube oder der Größe des Motorrads. Es ist vielmehr eine emotionale Erfüllung, die dir das Gefühl von Sinn und Lebensfreude gibt – und die kommt nicht immer aus einem glänzenden, neuen Spielzeug. Oft sind es die kleinen Dinge, die zählen: Zeit mit den richtigen Leuten, das Gefühl von Ruhe im Kopf und ein bisschen Selbstakzeptanz.

„Die Jagd nach dem schnellen Kick und warum wir manchmal mehr brauchen als den neuesten Sportwagen."

Was dir wirklich hilft, ist nicht der Kick, den dir der Motor eines Sportwagens oder die Fahrt auf einem Motorrad für ein paar Minuten gibt, sondern die tiefere, ruhigere Zufriedenheit, die du empfindest, wenn du die wirklich wichtigen Dinge in deinem Leben erkennst. Der teure Sportwagen mag dir ein paar Momente des Stolzes verschaffen – aber es wird dir keine dauerhafte Erfüllung bringen, wenn du in deinem Inneren das Gefühl hast, dass du dich selbst ein bisschen verloren hast. Und wenn du ehrlich zu dir bist, wirst du merken, dass du eigentlich nichts anderes willst, als ein wenig mehr Frieden in deinem Leben und weniger dieses hektische Gefühl, das dich mit 200 km/h durchs Leben treibt.

„Die Midlife-Crisis als eine Chance – Vom schnellen Kick zur nachhaltigen Zufriedenheit."

Das bedeutet nicht, dass du deinen Traum vom Sportwagen oder Motorrad aufgeben musst. Ganz im Gegenteil! Wenn es dir wirklich gefällt, dann mach es. Aber geh mit dem richtigen Mindset an die Sache heran. Der Schlüssel liegt darin, dass du dir bewusst machst, warum du diese Dinge wirklich willst. Ist es, weil du dir selbst etwas beweisen musst? Oder weil du wirklich Freude daran hast? Denn am Ende des Tages ist es die Zufriedenheit im Inneren, die bleibt, nicht das glänzende Metall, das du in der Garage stehen hast.

Also, mein Freund, ob du nun den Sportwagen oder das Motorrad wählst – der wahre Wert liegt nicht im Besitz, sondern in der Art und Weise, wie du mit deinem Leben und deinen Entscheidungen umgehst. Die Midlife-Crisis kann der Moment sein, in dem du dich selbst entdeckst, herausfindest, was du wirklich willst, und erkennst, dass die wahre Freiheit nicht in der Geschwindigkeit des Motors, sondern in der Gelassenheit des Lebens liegt.

Fazit: Ja, die Autos und Motorräder sind cool, aber die wahre Reise beginnt dort, wo du in dich selbst blickst und erkennst, dass wahre Zufriedenheit nicht im schnellen Kick steckt, sondern in der Kunst, das Leben zu genießen und sich mit sich selbst im Reinen zu fühlen.

DIE SPÄTE VATERSCHAFT UND IHRE HERAUS-FORDERUNGEN

Männer, die im späteren Leben Kinder haben oder Enkel großziehen. Wie man in einer neuen Rolle wächst und zugleich Energie und Gelassenheit bewahrt.

Okay, Kumpel, lass uns mal über etwas sprechen, das dich vielleicht noch nicht so direkt betrifft, aber es ist ein Thema, das viele Männer in ihrem mittleren Alter plötzlich einholt – die späte Vaterschaft oder das Großvatersein. Wenn du im fortgeschrittenen Alter nochmal Vater wirst oder deine Rolle als Großvater plötzlich stärker zum Tragen kommt, ändert sich einiges. Und sei mal ehrlich, du hättest nie gedacht, dass du mit deinen 40 oder 50 Jahren nochmal so in den vollen Windschatten des Elternlebens gerätst. Aber hey, was ist das für ein Abenteuer, oder?

„Die Sache mit der zweiten Chance – Mehr Gelassenheit, weniger Stress."

Wenn du damals, in deinen wilden 20ern, Vater geworden bist, hast du wahrscheinlich eher das Gefühl gehabt, dass du ständig in der Warteschleife standest: Wickeln, Schlafmangel, der ganze Kram. Jetzt, mit 40 oder 50, fühlst du dich vielleicht nicht mehr so jung wie damals, aber du hast auch viel mehr Geduld, viel mehr Weitblick und – keine Sorge – deutlich weniger Panik. Das ist das erste große Plus dieser späten Vaterschaft: Du bist nicht mehr auf dem Raketenstart, sondern eher im ruhigeren Kosmos unterwegs. Und das merkst du an deiner Herangehensweise an all diese kleinen und großen Herausforderungen, die mit einer späten Vaterschaft oder dem Großvatersein einhergehen.

„Die Erstausstattung – Glaube mir, das Internet hat die Spielzeuge verändert!"

Okay, beim Thema Babybedarf sind wir jetzt in einer neuen Dimension. In den 90ern oder 2000ern hast du vielleicht noch mit dem Kinderwagen wie ein Profi durch die Gegend gerollt und dich mit ein paar Babytüchern durchgeschlagen. Aber heute? Heute gibt es eine Armee an Smart Devices, die mit deinen Kindern sprechen, sie durch die Nacht wiegen oder ihnen sogar eine Geschichte vorlesen. Ganz ehrlich: Die Technik hat die Spielzeuge revolutioniert. Die Babytrage von damals war nicht so fancy wie der heutige „smart pillow" für den kleinen Wonneproppen. Und was hat dir das beigebracht? Du bist nicht mehr der coole Jungvater von damals, der mit seiner ersten Tochter die Welt erobert hat – jetzt bist du der Mann, der überlegt, welches Gadget tatsächlich wirklich nützlich ist und was nur noch ein weiteres Hightech- Spielzeug ist, das du nie brauchst.

„Energie und Geduld – Wer hätte gedacht, dass du mal der Zen-Papa wirst?"

Das Lustige an dieser späten Vaterschaft ist, dass du viel mehr Energie für deine Kinder aufbringst, aber auf eine ganz andere Weise. Du wirst zu einem dieser coolen „Zen-Papas", die den Kids ihre Unruhe mit einem geduldigen Lächeln begegnen. Diese ganze „Kein Schlaf, viel Stress"-Nummer, die damals wie ein wilder Ritt auf einem Rodeo-Bullen war, fühlst du heute ganz anders. Du hast deinen Rhythmus gefunden, du hast dich selbst besser im Griff und – sagen wir es mal so – du bist viel gechillter als der junge Vater von früher. Vielleicht nicht unbedingt fitter (okay, okay, wir alle wissen, dass du nicht mehr im „Sixpack-Modus" bist), aber definitiv weiser.

„Die Herausforderung Großvater – Der neue Start in ein Abenteuer."

Doch nicht nur die späte Vaterschaft kann einen Mann in neue, unerforschte Gebiete führen. Die Großvaterrolle ist ein ganz anderes Spiel. Die Kinder deiner Kinder bringen eine völlig andere Dynamik ins Spiel. Du wirst plötzlich der „coole Opa", der mehr Zeit mit den Kleinen verbringt, ohne den Druck zu spüren, alles richtig zu machen. Du hast mehr Geduld, du hast die nötige Zeit – und du kannst bei den Eltern natürlich immer mal sagen: „Das erledige ich!". Und ganz ehrlich, es fühlt sich gut an, eine solche Rolle zu übernehmen, weil du merkst, dass du der Familie eine ganz andere, wertvolle Perspektive bringst. Während die Eltern nach Erziehung und Disziplin streben, bringst du das Spiel, den Spaß und die Weisheit der älteren Generation ins Spiel. Du bist der weise Mentor und nicht mehr der gestresste Vater.

„Der Spagat – Das Beste aus beiden Welten."

Wenn du als Mann in deinem mittleren Alter plötzlich wieder Vater wirst, befindest du dich in einem gewissen Spagat. Du möchtest den kleinen Frischling mit der Energie und Geduld begleiten, die du dir hart erarbeitet hast, aber du willst dir auch deinen Platz im Leben bewahren. Und hey, das ist nicht leicht! Du hast deine eigene Routine, deinen Job, deine Hobbys und dein eigenes Leben, und plötzlich gibt es da ein kleines Wesen, das deine ganze Aufmerksamkeit fordert. Der Trick hier ist, einfach zu akzeptieren, dass es ein bisschen chaotisch wird. Dein Zeitmanagement wird auf die Probe gestellt, aber du wirst es meistern. Und das Beste: Du wirst dabei selbst wachsen.

„Das Geheimnis der Balance – Warum weniger Stress für mehr Spaß sorgt."

Die späte Vaterschaft bietet eine große Chance, eine tiefere Verbindung zu deinem Nachwuchs aufzubauen. Aber sie stellt auch die Frage, wie du es schaffst, das Leben und die Familie miteinander zu verbinden, ohne dabei den Faden zu verlieren. Und hier kommt die Erkenntnis: Du musst nicht mehr alles auf einmal tun. Dein Leben ist weniger von den hektischen, stressigen Momenten geprägt, sondern mehr von den ruhigeren, wertvollen Augenblicken. Anstatt jeden Moment zu jagen, nimm dir Zeit, um einfach da zu sein. Die Lektionen, die du jetzt als Vater oder Großvater lernst, sind nicht mehr nur für die Kinder wichtig – sie sind auch für dich ein Schlüssel zu mehr Gelassenheit und Zufriedenheit.

Fazit:Späte Vaterschaft und das Großvatersein sind nicht die Herausforderungen, die sie in der Vergangenheit vielleicht waren. Heute hast du die Gelassenheit und das Wissen, die dich durch diese neue Rolle tragen. Du bist nicht nur der „ältere" Vater, sondern auch der, der tief in sich drin weiß, wie man mit den stürmischen Phasen des Lebens umgeht – und dabei auf das Wesentliche schaut. Es geht nicht mehr darum, immer schneller, immer weiter zu rennen – es geht darum, zu wissen, wann es Zeit ist, einfach mal anzuhalten und zu genießen. Und das Beste daran: Du bist nicht allein in diesem Abenteuer.

LIEBE IN ZEITEN DER ANDROPAUSE – EIN ABENTEUER FÜR ZWEI

Wie das Midlife-Universum Beziehungen auf die Probe stellt – und stärkt.

„Wieso bist du jetzt plötzlich so… ruhig?"

Eine Frage, die du nie wirklich erwartet hast. Du hast sie gehört, und die Antwort bleibt dir im Halse stecken. Du bist ja eigentlich gar nicht ruhiger geworden, nur irgendwie weniger dramatisch. Aber in der Andropause läuft plötzlich alles anders – und nicht nur du merkst es. Deine Beziehung wird auf die Probe gestellt. Aber hey, das ist nicht unbedingt etwas Schlechtes.Plötzlich ist die Leidenschaft nicht mehr wie früher. Vielleicht hast du keine Lust mehr, dir für jedes kleine Missverständnis die Nerven zu ruinieren. Vielleicht stehst du auch nicht mehr auf dem Schlauch, wenn der Streit nicht mehr nach „dramatischem Filmfinale" endet, sondern eher wie ein… naja, langweiliger Podcast.

Weniger Emotionen, weniger Aufregung, und irgendwie fragst du dich, ob du überhaupt noch weißt, wie man die Dinge richtig anpackt. Aber keine Panik – die Andropause kann auch die große Chance für einen Neuanfang in der Beziehung sein. Und plötzlich merkst du, dass der wahre Abenteuergeist in dir nicht mehr die wilden Nächte von früher sind, sondern… das Miteinander auf eine ruhigere, tiefere Weise. Es ist Zeit, das Steuer zu übernehmen und mit deinem Partner nicht nur das Leben zu leben, sondern auch die Liebe in einer neuen Dimension zu entdecken.

Missverständnisse, Frustrationen und die Chance auf einen Neuanfang

Es wird öfter ein „Was hast du gesagt?" oder „Warum reagierst du so?" durch die Luft fliegen. Und ja, du hast in der Vergangenheit vielleicht öfter einfach das Gefühl gehabt, dass du Dinge gerade noch so mit einem Schulterzucken „überlebst". Doch jetzt geht es nicht mehr um das bloße Überleben. Es geht darum, Missverständnisse als Chance zu begreifen, die Beziehung neu zu definieren.

Der körperliche Wandel, der jetzt einsetzt, spiegelt sich oft in den Gefühlen wider. Was früher als selbstverständlich galt, wird jetzt zur echten Herausforderung. Und ja, da sind die Momente, in denen der Geduldsfaden mal kurz reißt. Aber das ist auch die Zeit, in der man merkt: Es geht nicht nur darum, als Paar alles perfekt zu machen, sondern miteinander zu wachsen. Du bist nicht nur ein Partner, sondern jemand, der sich in diesem neuen Abschnitt von Emotionen und Veränderungen wiederfinden kann.

Kommunikationstipps, die sogar Männer mögen

Hier kommt der entscheidende Punkt: Reden ist jetzt wichtig! Aber keine Angst, du musst nicht plötzlich zum Therapeuten werden. Es geht nicht um endlose Diskussionen, sondern um ehrliche, einfache Kommunikation. Klar, es gibt die berühmten „Was soll das jetzt heißen?" Momente, aber sei ehrlich – auch wenn du das Gefühl hast, dass sich alles ein bisschen langsamer dreht, in der Andropause bist du trotzdem noch voll im Game.

Hier ein paar Tipps, die deine Kommunikation auf das nächste Level heben – ohne den „Überforderung" Faktor:

Hör zu, ohne zu unterbrechen: Du bist jetzt in der Phase, in der du wirklich tief in die Gespräche eintauchen kannst. Hör deinem Partner zu, ohne sofort zu antworten. Auch wenn du keine Lösung parat hast, das bloße Zuhören ist Gold wert.

Teile deine Gefühle: Und ja, das ist eine Übung! Keine Angst, deine Gefühle zu teilen. Du musst nicht immer der „starke Mann" sein. Wenn du mal traurig bist oder einfach mal nicht der „Überflieger" sein willst, dann lass es raus – aber auf eine Weise, die deinem Partner zeigt, dass du ihm vertraust.

Vermeide es, in den „Ego-Modus" zu schalten: Es geht nicht um „Du hast angefangen!" – es geht um „Wie können wir das gemeinsam lösen?". Ein bisschen weniger Ego und ein bisschen mehr „Teamwork" schadet nie.

Anekdote: Ein Paar, das durch den Kauf eines Hundes zu neuer Nähe findet

Nehmen wir mal ein Beispiel: Markus und Claudia. Sie sind schon lange zusammen, und irgendwie haben sie beide das Gefühl, dass ihre Beziehung durch die Andropause, wie durch ein unsichtbares Band, etwas an Spannung verloren hat. Keine dramatischen Streitereien, keine wilden Gefühle mehr – eher ein

„Alltagstrott" und irgendwie das Gefühl, dass sie sich aneinander vorbeileben. Dann kam der Moment, als Markus plötzlich vorschlug, einen Hund zu adoptieren.

Claudia schaute ihn fragend an, aber dann stimmte sie schließlich zu. Was folgte, war eine Reise in die Welt der Hundehaltung. Anfangs noch skeptisch, aber als der kleine Welpe in ihr Leben trat, begann sich etwas zu verändern. Es gab wieder gemeinsame Aktivitäten, gemeinsame Entscheidungen und vor allem gemeinsame Verantwortung. Die vielen Spaziergänge, das Zusammensein mit dem Hund, die gemeinsamen Lacher – all das brachte sie näher zusammen. Es war ein bisschen wie ein Neustart.

Das Beste daran? Sie begannen wieder, die kleinen Dinge zu schätzen – die Art, wie sie zusammen auf der Couch lagen, während der Hund zu ihren Füßen schlief. Der Hund war nicht nur ein Haustier. Er war der Katalysator für einen Neuanfang, ein unschätzbarer Moment der Nähe, den Markus und Claudia so dringend gebraucht haben.

Fazit:Die Andropause stellt Beziehungen auf die Probe – aber sie kann auch die perfekte Gelegenheit für ein neues Abenteuer sein. Weniger Drama, weniger Hektik und mehr authentische Kommunikation können dazu führen, dass du dich deinem Partner auf eine tiefere Weise näher fühlst. Missverständnisse sind nicht das Ende der Welt, sondern die Chance, sich auf einer neuen Ebene zu verbinden. Nutze diese Phase als Chance, nicht nur deine Beziehung zu deinem Partner zu stärken, sondern auch dich selbst als Mensch neu zu entdecken. Denn am Ende des Tages geht es nicht nur darum, wie du den Wandel überstehst, sondern auch darum, wie du ihn aktiv mitgestaltest.

DER KUMPEL, DER PLÖTZLICH VEGAN LEBT – FREUNDSCHAFTEN IM WANDEL DER ZEIT

Veränderungen im Freundeskreis und wie man sich auf neue Dynamiken einstellt.

Vom Umgang mit alten Freunden, die sich verändern, bis hin zum Knüpfen neuer Kontakte im mittleren Alter.

Freundschaften sind wie Lieblingsjeans: Manchmal passen sie perfekt, und dann – plötzlich – scheinen sie nicht mehr zu sitzen. Vielleicht hat dein alter Kumpel, der einst der Grillmeister bei jedem Barbecue war, sich eines Tages entschieden, dem Fleisch Lebewohl zu sagen und ein neues Leben als Veganer zu beginnen. Was jetzt? Keine Panik! Das ist kein Grund, die Freundschaft in den Abfalleimer zu werfen. Es ist lediglich eine neue Dynamik, mit der ihr beide umgehen könnt – und vielleicht auch solltet.

Der Schockmoment: „Er isst keinen Speck mehr?!"

Die Nachricht trifft dich wie ein Blitz aus heiterem Himmel: Dein bester Freund bestellt plötzlich Tofu statt Steak und schaut deinen Burger an, als wäre er ein Relikt aus der Steinzeit. Vielleicht denkst du dir: „Wer bist du und was hast du mit meinem Kumpel gemacht?" Aber keine Sorge, das ist nur ein Zeichen dafür, dass Menschen sich entwickeln – und das gilt nicht nur für ihn, sondern auch für dich.

Die Midlife-Phase ist bekannt dafür, dass sich Prioritäten verschieben. Gesundheit wird wichtiger, Überzeugungen werden stärker, und Menschen wagen Veränderungen, die ihnen vorher absurd erschienen wären. Manche Männer gehen ins Fitnessstudio, manche kaufen sich ein Motorrad, und manche entscheiden sich, Tiere nicht mehr auf dem Teller zu sehen.

Die Herausforderung besteht jetzt darin, wie du mit dieser Veränderung umgehst. Sie ist nämlich nicht nur seine, sondern in gewisser Weise auch deine.

Was tun, wenn der Freundeskreis sich verändert?

1. Akzeptanz ist der Schlüssel

Es ist völlig normal, dass du erst einmal irritiert bist. Schließlich hast du deinen Kumpel jahrelang als den Typen gekannt, der bei jedem Grillabend einen Turm von Rippchen verschlungen hat. Jetzt sitzt er da mit einem Teller Salat und einem Glas Mandelmilch. Doch denk dran: Diese Veränderung ist keine Kritik an dir oder deinem Lebensstil. Es geht um ihn und das, was er für sich selbst für richtig hält.

Statt ihn aus der Freundschaftsrunde zu drängen, könntest du es als Gelegenheit sehen, etwas Neues zu lernen. Wer weiß, vielleicht überrascht er dich mit einem veganen Chili, das sogar deine alten Fleischrezepte übertrifft!

2. Gemeinsame Interessen neu entdecken

Wenn Grillen nicht mehr euer verbindendes Element ist, sucht euch etwas anderes. Vielleicht ist es Zeit für eine neue Tradition: Wandertouren, Spieleabende, oder sogar gemeinsames Kochen – veganes Essen kann überraschend lecker sein!

Menschen entwickeln sich, und Freundschaften sollten mit ihnen wachsen. Es geht nicht darum, alles zu ändern, sondern den gemeinsamen Kern zu bewahren.

3. Neue Kontakte knüpfen

Die Midlife-Phase bringt nicht nur Veränderungen in bestehenden Freundschaften mit sich, sondern auch die Möglichkeit, neue Kontakte zu knüpfen. Du kannst dabei von deinem Kumpel lernen. Vielleicht hat er neue Leute kennengelernt, die dir ebenfalls gefallen könnten. Oder vielleicht inspiriert er dich, selbst aus deiner Komfortzone herauszutreten.

Stell dir vor: Du bist Gastgeber eines Grillabends, und dein vegan lebender Freund bringt seinen eigenen Grillrost mit, um dein Steak nicht zu „kontaminieren". Du schaust skeptisch zu, wie er Gemüse-Spieße und pflanzliche Burger brät. Dann, ganz überraschend, bietet er dir eine Kostprobe an. Du nimmst einen Bissen – und deine Geschmacksknospen explodieren. Es ist so gut, dass du vergisst, nach dem Ketchup zu greifen.

Am Ende des Abends merkst du, dass es gar nicht ums Essen geht, sondern um die gemeinsame Zeit. Der Grillabend ist nicht weniger lustig geworden, nur ein bisschen anders. Und genau das ist der Punkt: Veränderungen sind keine Feinde, sondern Gelegenheiten.

Fazit: Freundschaften im Wandel der Zeit

Es mag sich seltsam anfühlen, wenn ein Kumpel plötzlich eine 180-Grad-Wende macht. Doch letztlich liegt die Stärke einer Freundschaft darin, Veränderungen zu überstehen. Das bedeutet nicht, dass du all seine Entscheidungen nachvollziehen oder übernehmen musst — es reicht, wenn du sie respektierst.

Die Midlife-Phase ist eine Reise, die jeder auf seine Weise erlebt. Freunde sind die Begleiter, die diese Reise leichter machen, auch wenn sie mal einen anderen Weg einschlagen. Und wer weiß: Vielleicht wirst du eines Tages derjenige sein, der eine große Veränderung durchmacht — und dann kannst du darauf zählen, dass deine Freunde an deiner Seite bleiben.

Denn am Ende des Tages geht es bei Freundschaften nicht um die Frage, was auf dem Teller liegt, sondern wer am Tisch sitzt.

TECHNIK-FRUST UND DIGITALE HILFSMITTEL – HILFE, MEIN SMARTPHONE LEBT EIN EIGENLEBEN!

Der Umgang mit der immer schneller werdenden digitalen Welt.

Tipps, wie man mit neuen Technologien Schritt hält, ohne sich davon überwältigen zu lassen.

Willkommen im Technik-Dschungel

Kumpel, lass uns ehrlich sein: Die digitale Welt verändert sich schneller, als du „Passwort vergessen" sagen kannst. Gerade hast du dich an dein Smartphone gewöhnt, und zack – da sind schon wieder drei neue Modelle draußen, die mehr können, als du jemals brauchen wirst. Und dann gibt es noch diese Updates, die dein Handy plötzlich in ein mysteriöses Fremdgerät verwandeln, das nur noch dein Neffe bedienen kann. Willkommen im Technik- Dschungel! Aber keine Panik – ich bin hier, um dich durch dieses Chaos zu lotsen.

Technik 1.01: Es ist okay, nicht alles zu wissen Erinnerst du dich an die Zeit, als ein Telefon nur zum Telefonieren da war? Heutzutage ist dein Smartphone mehr ein Schweizer Taschenmesser auf Speed: Kamera, Kalender, Navigationssystem, Fitnesscoach, Einkaufswagen und Entertainer – alles in einem. Das Problem? Die Technik verändert sich so schnell, dass du manchmal das Gefühl hast, du bräuchtest einen Doktortitel, um sie zu verstehen.

Aber hier ist die Wahrheit: Es ist völlig okay, nicht jedes neue Feature zu kennen oder zu nutzen. Niemand erwartet, dass du alle Funktionen deines Geräts beherrschst – außer vielleicht dein Smartphone-Verkäufer. Wähle stattdessen bewusst aus, was für dich wirklich wichtig ist. Apps, die du nie benutzt?

Löschen. Komplizierte Funktionen? Ignorieren. Konzentriere dich auf das, was dir das Leben wirklich leichter macht, und lass den Rest liegen.

Strategien für den Technik-Dschungel Einfachheit ist der Schlüssel

Technologie sollte dein Leben vereinfachen, nicht verkomplizieren. Überlege dir, welche Geräte und Apps du wirklich brauchst. Brauchst du wirklich fünf verschiedene Kalender-Apps oder reicht eine? Und dieser Fitness-Tracker, der deinen Schlaf überwacht? Vielleicht tut es auch ein einfacher Wecker.

Plane technikfreie Zeiten ein

Die digitale Welt kann überwältigend sein, wenn du ständig erreichbar bist. Plane bewusst Zeiten ein, in denen du dein Smartphone weglegst. Ein Abend ohne Bildschirm oder ein Spaziergang in der Natur wirken Wunder für deinen Kopf.

Lerne nur, was du brauchst

Niemand sagt, dass du zum IT-Experten werden musst. Wenn du eine neue App oder ein neues Gerät hast, lerne die Basics – und zwar in deinem Tempo. YouTube-Tutorials oder ein geduldiger Freund können hier Gold wert sein.

Lass dich nicht einschüchtern

Es ist völlig normal, sich von der Technik überfordert zu fühlen. Aber denk daran: Jeder Experte war irgendwann mal ein Anfänger. Und wenn du ein Problem nicht selbst lösen kannst, frag nach Hilfe. Es gibt keine dummen Fragen – nur Leute, die so tun, als hätten sie alle Antworten.

Anekdote: Das smarte Zuhause, das zu schlau für mich war

Vor ein paar Monaten habe ich mich auf ein Abenteuer eingelassen: Ich wollte mein Zuhause smarter machen. Es fing harmlos an – mit einer Lampe, die ich per Sprachbefehl steuern konnte. Dann kam ein smarter Thermostat, gefolgt von einer Kaffeemaschine, die ich per App bedienen konnte. Klingt großartig, oder? Falsch!

Eines Morgens wache ich auf, sage meinem Assistenten, er solle den Kaffee starten – und stattdessen gehen die Lichter im ganzen Haus an. Während ich das repariere, heizt der Thermostat das Wohnzimmer auf tropische Temperaturen. Am Ende war ich so genervt, dass ich die Kaffeemaschine wieder manuell bedient habe.

Die Moral der Geschichte? Smarte Technik ist toll – aber manchmal ist die gute alte manuelle Bedienung einfach besser.

Tipps für den digitalen Alltag

Updates sind deine Freunde: Ja, sie nerven, aber sie halten deine Geräte sicher und leistungsfähig.

Sichere deine Daten: Ein Backup ist wie eine Versicherung – du merkst erst, wie wichtig es ist, wenn etwas schiefgeht.

Technik als Werkzeug, nicht als Chef: Du bist der Boss. Nutze die Technik, um dein Leben zu verbessern, nicht, um dich zu stressen.

Fazit: Technologie im Griff behalten

Die digitale Welt ist ein wildes, sich ständig veränderndes Universum. Es ist okay, nicht alles zu verstehen oder mit jedem Trend Schritt zu halten. Wichtig ist, dass du die Kontrolle behältst und die Technik nach deinen Bedürfnissen einsetzt. Also, Kumpel, schnapp dir dein Smartphone, drück ein paar Knöpfe – und zeig der Technik, wer hier der Chef ist!

KARRIERE IM WANDEL – VOM CAPTAIN ZUM MENTOR

Warum die große Karriere plötzlich an Glanz verliert – und das völlig okay ist.

Willkommen im nächsten Kapitel, mein Freund. Du bist jetzt in einem Alter, in dem das Wort "Karriere" plötzlich ein bisschen anders klingt. Früher war der Job das Zentrum deines Universums – du hast dich mit Schweiß und Blut hochgearbeitet, stundenlang Mails getippt, Deadlines gejagt und warst der Held in deinem Büro. Heute? Tja, heute sitzt du vielleicht auch noch im Büro, aber es fühlt sich anders an. Irgendwie weniger aufregend. Und irgendwie auch okay.

Mehr Leben, weniger Hustle

Du hast die erste Hälfte deines Lebens im Turbo-Modus verbracht – die Karriereleiter erklommen, den Arbeitsalltag gemeistert und immer mehr, mehr, mehr von allem gefordert. Aber jetzt, in der Mitte des Spiels, merkst du plötzlich: Es muss nicht mehr alles so hektisch sein. Dein Job ist nicht mehr dein ganzer Kosmos, und es ist okay, auch mal einen Gang runterzuschalten.

Statt ständig den nächsten Erfolg zu jagen, kannst du dich jetzt um Dinge kümmern, die wirklich wichtig sind – Familie, Freunde und vor allem: Du selbst. Es ist, als ob du das Steuer für eine kurze Zeit mal abgibst, um zu sehen, ob der Kurs immer noch stimmt.

Die Macht des Mentoring – So gibst du dein Wissen weiter

Jetzt kommt der interessante Teil: Mentoring. Du hast Erfahrung, und das ist Gold wert. Warum also nicht anderen davon profitieren lassen? Deine Karriere hat dir so viele Einblicke und Fähigkeiten verschafft, die du nun weitergeben kannst. Aber keine Sorge, du musst nicht plötzlich zu einem langweiligen, alten Mann werden, der nur noch von "früher" redet und den ganzen Tag mit erhobenem Zeigefinger durch die Gegend läuft. Mentoring kann genauso spannend sein wie jede andere Aufgabe, wenn du es richtig angehst.

Das Wichtigste: Mach es persönlich! Teile deine Geschichte, deine Fehler und deine Erfolge. Mach es nicht zu einem Vortrag – sondern zu einem echten Austausch. So wird das Ganze viel lebendiger, und du wirst merken, wie die jüngeren Kollegen nicht nur deinen Rat suchen, sondern sich auch von dir inspirieren lassen.

Anekdote: Klaus, der durch das Gärtnern neue Erfüllung fand

Lass mich dir von Klaus erzählen, einem ehemaligen Workaholic, der als Marketing-Guru in seiner Firma alles im Griff hatte. Klaus war der Typ, der immer einen Schritt voraus war – aber auch der, der immer wusste, dass er für nichts anderes Zeit hatte. Dann kam die Wende. Irgendwann, nach einem langen Arbeitstag, fuhr er nach Hause, schaute auf seine vergilbten Zimmerpflanzen und dachte: „Warum nicht? Vielleicht ist das der neue Zen-Modus."

Also nahm er sich vor, in seiner Freizeit das Gärtnern auszuprobieren. Und mein Freund, er war sofort angefixt! Es war, als hätte er eine komplett neue Welt entdeckt. Was anfangs als kleines Experiment begann, wurde zu seiner großen Leidenschaft. Er entdeckte, wie er in seiner Freizeit die Natur genießen konnte und wie sehr es ihm half, seine Gedanken zu ordnen. Klaus fing an, seinen Kollegen und Mitarbeitern Tipps zum Thema Gartenarbeit zu geben, ohne dass es so klang, als wolle er ein neuer „grüner" Guru werden. Stattdessen erlebte er, wie er plötzlich als Mentor wahrgenommen wurde – nicht nur als der harte Geschäftsmann, sondern auch als der Mann mit der Weisheit und den persönlichen Interessen, die über die Arbeit hinausgingen.

Klaus' Garten war mittlerweile der Treffpunkt für viele seiner Kollegen. Und das Beste daran? Er hatte endlich das Gefühl, dass er etwas wirklich Wichtiges tun konnte – ohne in der ständigen Jagd nach mehr Karriere zu stecken.

Du musst nicht mehr der Captain des Unternehmens sein, um ein Leader zu sein. Du kannst deinen Job, dein Wissen und deinen Einfluss auf eine neue, entspannendere Weise leben und dabei gleichzeitig deine Leidenschaft für neue Dinge wie das Mentoring und das Leben selbst entdecken. Du hast es verdient, dir die Zeit zu nehmen und dich auf das zu konzentrieren, was dir wirklich Freude bereitet.

Was du tun kannst:

Mentoring annehmen: Fang an, dein Wissen mit den jüngeren Kollegen zu teilen. Du wirst erstaunt sein, wie sehr sie davon profitieren können – und du wirst merken, dass du dich dabei selbst weiterentwickelst. Neue Interessen entdecken: Sei offen für neue Hobbys und Leidenschaften, die dir helfen, aus dem gewohnten Arbeitsalltag auszubrechen. Gärtnern ist nur ein Beispiel. Vielleicht findest du deine eigene „grüne Oase" in einer völlig anderen Aktivität!

Work-Life-Balance überdenken: Denk daran, dass es jetzt nicht nur um den Job geht. Es geht darum, ein erfülltes Leben zu führen, das aus mehr als nur Arbeit besteht.

Fazit:Deine Karriere hat dich zu dem gemacht, der du heute bist – aber du bist mehr als nur dein Job. Die Andropause mag den Fokus verschieben, aber das bedeutet nicht, dass du nicht mehr viel erreichen kannst. Ganz im Gegenteil, es gibt jetzt so viele Mög-

lichkeiten, das Leben mit einem anderen Blickwinkel zu genießen. Du bist nicht mehr der Captain, aber du kannst der Mentor werden, der in einer neuen Ära des Lebens glänzt. Und das Beste? Du musst es nicht alleine tun – es gibt immer jemanden, der von deinem Wissen und deiner Erfahrung profitieren kann.

EIN NEUES HOBBY ODER DOCH DIE COUCH? – WIE MAN DIE ZWEITE HALBZEIT GEWINNT

Die Bedeutung von Hobbys und Freizeitgestaltung im mittleren Alter.

Warum ein Hobby nicht nur Spaß macht, sondern auch körperlich und mental fit hält.

So, Kumpel, wir sind also hier angekommen – in der Mitte des Lebens. Du hast bereits einiges hinter dir, aber die zweite Halbzeit steht noch bevor, und die Frage ist: Wie willst du die spielen? Keine Panik, du musst nicht mehr stundenlang durch die Discos ziehen oder dich mit dem wildesten Abenteuer nach dem anderen verausgaben (es sei denn, du willst es natürlich!). Aber ein Hobby, das etwas Bewegung bringt oder einfach deinen Geist auf Trab hält, das ist jetzt eine echte Geheimwaffe für die zweite Lebenshälfte. Also, warum nicht das Beste aus dieser Phase machen und die Couch gegen ein neues Projekt eintauschen?

„Warum auf der Couch sitzen, wenn du auch mit einer Gitarre in der Hand dein Wohnzimmer rocken kannst?"

Ich weiß, das klingt jetzt ein bisschen wie ein aufmunterndes Meme, aber es steckt mehr dahinter, als du vielleicht denkst. Die richtige Freizeitgestaltung kann deinem Leben wirklich einen Schub geben – nicht nur, weil es dich von der Couch runterholt (was an sich schon ein Erfolg ist), sondern auch, weil es dich sowohl körperlich als auch geistig fit hält. Und wer möchte nicht in der zweiten Halbzeit des Lebens noch locker mit den Jüngeren mithalten können, oder?

Hobbys können Wunder wirken. Und das Beste ist: Es muss nichts Großes sein! Du musst nicht gleich den Mount Everest besteigen oder in einem Rockband- Projekt ein Star werden.

Es kann auch einfach etwas sein, das dich abends ein paar Stunden in eine andere Welt entführt. Vielleicht fängst du an zu malen, spielst ein Instrument, baust Modelleisenbahnen oder wirst der König der Grillmeister – die Auswahl ist riesig!

Der Punkt ist, dass du, während du dich vielleicht von den Herausforderungen der ersten Lebenshälfte erholst, etwas brauchst, das dich beschäftigt, deine Kreativität anregt und dir hilft, dich weiterzuentwickeln. Ein Hobby ist wie eine kleine Oase der Freude und Entspannung im Dschungel des Alltags. Und hier ist der Clou: Es muss nicht mal teuer oder kompliziert sein. Manchmal reicht es schon, einfach mal zu schrauben, zu malen oder zu musizieren, um dich wirklich zu spüren.

„Hobbys als Fitnessstudio für den Geist und den Körper"

Du fragst dich vielleicht: „Wie hilft mir ein Hobby, wenn ich doch in den letzten Jahren sowieso schon so viel auf der Arbeit und im Leben geschuftet habe?" Ganz einfach: Deine Hobbys können dir helfen, nicht nur mental frisch zu bleiben, sondern auch physisch. Du musst dich nicht gleich mit den Profis messen, aber einfache Aktivitäten wie Wandern, Radfahren oder Yoga können deinen Körper fit halten und das Beste daran ist, du hast dabei Spaß! Das bringt dich nicht nur in Bewegung, sondern du entdeckst auch eine neue Leidenschaft, die dir Freude bereitet.

Und wenn du jetzt sagst, „Yoga ist was für Rentner", dann halte mal kurz inne. Yoga hat mehr Vorteile, als du dir vorstellen kannst. Es hilft dir nicht nur, deine Flexibilität zu verbessern, sondern bringt auch innere Ruhe und verbessert die Konzentration – und das Ganze ist super für deine geistige Fitness. Es gibt keine Ausreden! Und es ist nie zu spät, um anzufangen.

„Finde deine Leidenschaft"

Aber vielleicht denkst du jetzt: „Okay, aber was, wenn ich einfach keine Ahnung habe, was mir Spaß machen könnte? Was, wenn ich keine „richtige" Leidenschaft finde?" Keine Sorge, mein Freund. Im mittleren Alter ist es die perfekte Zeit, um neue Sachen auszuprobieren. Wer sagt, dass du dich in nur einem Hobby festlegen musst? Vielleicht merkst du, dass dir mehrere Dinge gefallen. Probiere ein bisschen Yoga aus, dann mal ein bisschen Gitarre oder lerne ein neues Rezept für den Grill. Die Möglichkeiten sind endlos.

Anekdote: „Der geheime Meisterkoch"

Nehmen wir mal Frank, einen guten Kumpel von mir. Er hatte das, was man als „Karriere-Mensch" bezeichnet: Ein anstrengender Job, viele Deadlines und immer was zu tun. Freizeit? Fehlanzeige! Doch irgendwann, als er sich auf der Couch fläzte und fast schon die Fernbedienung umarmte, kam ihm eine Idee: „Warum nicht mal was Neues ausprobieren, abseits von Arbeit und TV?" Und so fing er an, sich für das Kochen zu interessieren.

Am Anfang war er skeptisch. „Kochbücher und Rezepte sind nichts für mich", dachte er. Aber dann nahm er sich vor, es einfach mal zu wagen. An einem Wochenende versuchte er sich an einem selbstgekochten Drei-Gänge-Menü. Die erste Runde endete mit einem verbrannten Steak und einem überkochten Risotto, aber er ließ sich nicht entmutigen. Woche für Woche experimentierte er weiter – und siehe da, er wurde besser und besser!

Plötzlich war er nicht nur der King in der Küche, sondern hatte auch eine neue Leidenschaft, die ihm half, den Kopf nach einem stressigen Tag frei zu bekommen. Was ursprünglich als „Hobby" für die Wochenenden begann, wurde schnell zu einem echten Teil seiner Routine. Der Typ, der früher nie viel über Essen nachgedacht hatte, war nun der, den jeder in der

Familie um Rat fragte, wenn es um kulinarische Abenteuer ging.

Das Besondere daran? Durch das Kochen lernte er nicht nur neue Rezepte, sondern auch, wie er den Moment genießen konnte – ohne an die Arbeit oder den nächsten Stressfaktor zu denken. Es war wie eine kleine Reise in die Entspannung, und das kam nicht nur seinem Geist zugute, sondern auch seiner Kreativität.

Fazit:Frank fand in der Küche ein Hobby, das ihn aus dem Hamsterrad der Arbeit und des Alltags herausholte. Der Clou daran: Hobbys müssen nicht immer groß oder spektakulär sein, sie können auch in kleinen, unerforschten Bereichen des Lebens liegen. Wenn du also das Gefühl hast, dass dir etwas fehlt, dann fang einfach an! Und wer weiß, vielleicht findest du deine Leidenschaft auch in einem überraschenden Bereich, den du noch nie in Betracht gezogen hast.

DER KÖRPER ALS PROJEKT – MUSKELKATER UND ANDERE LIEBESERKLÄRUNGEN

Sich körperlich und geistig neu herausfordern.Warum es nie zu spät ist, ein Fitnessziel zu setzen – und wie man Spaß daran findet.

Du hast es sicher schon mal gehört: „Es ist nie zu spät, etwas Neues zu beginnen." Ein Satz, der oft gesagt wird, aber selten tatsächlich geglaubt. Vor allem dann, wenn das „Neue" eine echte Herausforderung ist – wie zum Beispiel, mit dem Training zu beginnen, einen Marathon zu laufen oder den Körper zu fordern, wenn er bereits ein paar Jahre auf dem Buckel hat.

Vielleicht sitzt du ja jetzt da und denkst dir: „Pah, Muskelaufbau und Sport sind für die Jüngeren, oder die, die im Fitnessstudio mehr Zeit verbringen als ich auf der Couch." Glaub mir, ich verstehe dich. Aber was wäre, wenn ich dir sage, dass du jetzt der perfekte Zeitpunkt bist, um dir ein Fitnessziel zu setzen? Es ist nie zu spät, den eigenen Körper herauszufordern und zu entdecken, dass die beste Zeit für körperliche Veränderung nicht in den Zwanzigern liegt, sondern genau jetzt, mitten im Leben.

Ein bisschen mehr als nur Gewichte stemmen

Du fragst dich, wie das geht? Nun, es muss nicht gleich der Weg zum Fitness-Guru sein, der in jeder freien Minute pumpen muss. Vielleicht fängst du einfach mal an, mit einem kleinen Ziel zu starten. Zum Beispiel: Mehr Bewegung in den Alltag integrieren. Oder, wenn du mutig bist, einen Sport auszuprobieren, den du bisher immer nur von der Couch aus verfolgt hast. Es geht nicht nur darum, die Fitnessmaschine zu bezwingen, sondern deinen Körper als Projekt zu verstehen –

als ein Ding, das, wie alles andere im Leben, mit etwas Hingabe immer besser wird.

Das Wichtigste ist: Es soll Spaß machen! Muskelkater wird zu einer Art Liebeserklärung an deinen Körper, weil er die Herausforderung annimmt, auch wenn er nicht mehr der jüngste ist. Du wirst feststellen, dass der Spaß an der Sache, die kleinen Fortschritte, die du machst, den Weg dahin noch viel wichtiger machen als das endgültige Ziel.

Die unaufhaltbare Reise des alten Fahrrads

Vielleicht brauchst du noch einen kleinen Denkanstoß, dass du auf dem richtigen Weg bist, auch wenn du dich anfangs eher wie der letzte Mohikaner im Fitnessstudio fühlst. Und hier kommt die Geschichte von Erik.

Stell dir vor, du hast einen Kumpel – nennen wir ihn Erik. Erik ist ein ganz normaler Typ, Mitte 40, in einer festen Beziehung, hat mittlerweile erwachsene Kinder, einen soliden Job, und fährt ab und zu mal zum Sport. Aber eines schönen Frühlingstages passiert etwas, das alles verändert. Auf einmal steht er mit einem brandneuen Tourenfahrrad vor dir. Du denkst dir, „Okay, cool, vielleicht ein bisschen die Gegend erkunden, ein bisschen frische Luft schnappen, was das wohl kostet?"

Doch dann fängt Erik an, das Fahrrad nicht nur für ein paar lockere Runden um den Block zu nutzen. Nein, plötzlich fährt er los – und zwar quer durch Länder! Wie aus dem Nichts hat er den Entschluss gefasst, Europa mit dem Fahrrad zu bereisen. Der alte Erik, der immer nach der Arbeit auf der Couch rumlag, ist auf einmal der „Radreisende", der von den Alpen bis nach Griechenland pedaliert.

Zunächst dachten wir, es sei eine Midlife-Crisis, ein spontaner Einfall, der bald wieder vorbei ist. Doch je mehr wir von ihm hörten – über Postkarten, die uns aus abgelegenen Gebirgspässen erreichten, und über Bilder, die er aus der Ferne schickte – desto klarer wurde uns: Es war mehr als nur ein Abenteuer. Erik hatte nicht nur eine Reise angetreten, sondern auch eine Reise zu sich selbst. Auf zwei Rädern. Mit jeder Pedalumdrehung fühlte er sich freier, lebendiger, stärker. Der alte Erik war verschwunden, der neue Erik war ein Mensch, der wusste, was er will: neue Ziele setzen, sich körperlich und geistig herausfordern.

Dieser Erik war der Beweis, dass es nie zu spät ist, ein neues Fitnessziel zu setzen – und zwar so richtig. Und er hatte unglaublich viel Spaß dabei!

Es geht nicht um das Ziel, sondern die Reise

Und weißt du, was das Beste daran war? Es war nicht das Ziel, das Erik suchte, sondern die Reise selbst. Jede Strecke, die er mit seinem Rad zurücklegte, war nicht nur eine physische Herausforderung, sondern eine geistige und emotionale. Für ihn war es eine Form, sich selbst zu entdecken und die Möglichkeit zu haben, sein eigenes Potenzial zu entfalten.

Es zeigt uns allen: Es ist nie zu spät, neue Herausforderungen anzunehmen, körperlich und geistig. Es muss nicht immer der Triathlon oder das Krafttraining im Fitnessstudio sein – es kann etwas ganz Einfaches wie eine Radtour durch den eigenen Kontinent sein, ein Wanderurlaub oder das Anmelden zu einem Kletterkurs. Die Reise ist der Schlüssel.

Egal, ob du gerade erst anfängst oder dich wieder auf den Weg machst, der Körper als Projekt ist eine Reise, die dich nicht nur stärker macht, sondern dir auch hilft, die Welt aus einer neuen Perspektive zu sehen. Es ist nicht der Muskelkater, der zählt, sondern das Gefühl, sich selbst immer weiter herauszufordern und zu wachsen.

Fazit:Der Körper als Projekt ist mehr als nur ein Fitnessziel. Es ist eine Reise, bei der du dich selbst immer

wieder neu entdeckst, bei der du Grenzen überschreitest und dabei wächst. Egal, ob du damit anfängst, Fahrrad zu fahren, ins Fitnessstudio zu gehen oder eine völlig neue Sportart auszuprobieren – der wahre Gewinn liegt in der Veränderung, die du durch diese Reise erlebst. So wie Erik auf seiner Radtour, wirst auch du feststellen: Die Reise ist das Ziel.

WENIGER IST MEHR — MINIMALISMUS FÜR MÄNNER

Die Befreiung von unnötigem Ballast im Leben. Vom Kleiderschrank bis zu alten Gewohnheiten — wie Loslassen das Leben erleichtert.

KEINE PANIK!

Jeder von uns hat diesen Moment — du öffnest deinen Kleiderschrank, und da ist er: der Berg aus Klamotten, den du in den letzten Jahren gesammelt hast. Alte T-Shirts, die du aus den 90ern gerettet hast, die du nie wirklich getragen hast, oder dieses eine Paar Schuhe, das zu cool war, um es zu entsorgen, aber auch nie wirklich bequem war. Dann ist da noch der Schrank im Flur, voll mit Zeugs, das du "irgendwann mal gebrauchen könntest", aber bei dem du genau weißt, dass du es nie wieder anrühren wirst. Jetzt mal ehrlich, was ist das für ein Kram? Und warum lässt du das alles in deinem Leben herumschwirren?

Stell dir vor, du könntest all diesen Ballast einfach loswerden. Du würdest dich plötzlich befreit fühlen, als ob dir jemand einen Rucksack voller Steine vom Rücken nimmt. Genau das ist Minimalismus, mein Freund — nicht unbedingt die radikale Einsparung in allen Lebensbereichen, sondern vielmehr die Entscheidung, nur noch das zu behalten, was du wirklich brauchst und was dir Freude macht. Und ja, das geht sogar mit deiner alten Sammlung von Kaffeetassen oder dem abgelaufenen "Erinnerungsstück" von der letzten Reise, die längst in einer Staubschicht vergraben ist.

Minimalismus ist wie ein Reset-Knopf für dein Leben. Es geht nicht darum, sich alles zu verbieten oder in einer leeren Wohnung zu leben. Es geht darum, den Kram loszulassen, der dich unnötig belastet und dir nichts bringt. Dein Kleiderschrank?

Wenn du nicht in den letzten sechs Monaten in dem Hemd warst, das du aus irgendeinem absurden Grund trotzdem immer wieder behältst, dann raus damit! Keine Panik, du musst jetzt nicht alles auf einmal ausmisten, aber fange mit den einfachen Dingen an. Wenn du einen Teil deines Lebens weglassen kannst – sei es ein überfüllter Schreibtisch oder unnötige Verpflichtungen – wird dir klar, wie viel leichter und freier du dich fühlen kannst.

Es ist nicht nur der physische Ballast, der dich bremst. Es sind auch all die Gewohnheiten und Verpflichtungen, die dir das Leben schwer machen. Denk mal nach: Welche Dinge tust du regelmäßig, die dir nichts bringen, außer Stress und Frustration? Warum versuchst du ständig, den Standard zu erfüllen, den dir die Welt da draußen aufzuzwingen scheint? Der "Erfolg" eines Instagram-Feeds oder die Erwartung, immer der Superheld zu sein – was bringt dir das wirklich? Genau – nichts. Und genau das ist es, was du loslassen kannst. Du musst nicht jeden Trend mitmachen oder jede Einladung annehmen. Du kannst einfach mal „Nein" sagen und dich für dich selbst entscheiden.

Minimalismus ist keine Entschuldigung, sich von allem zu trennen, was irgendwie "nicht mehr im Trend ist". Es geht darum, den Kram zu entfernen, der dich im Kopf und im Leben unnötig belastet. Indem du mehr Raum schaffst – sei es in deiner Wohnung, in deinem Kalender oder in deinem Kopf – bekommst du die Freiheit, dich auf das Wesentliche zu konzentrieren. Du wirst feststellen, dass du viel mehr Energie und Zeit hast, für die Dinge, die dir wirklich am Herzen liegen.

Und am Ende des Tages, was bleibt dann noch? Ein Leben, das leichter, klarer und erfüllter ist. Ein Leben, in dem du nicht von einem Berg an Dingen erdrückt wirst, sondern in dem du wirklich die Freiheit hast, das zu tun, was du liebst – ohne den ganzen Kram, der dir nur das Leben erschwert. Also, mach den ersten Schritt: Schau dich mal um und überlege, was du wirklich brauchst und was du einfach loslassen kannst. Du wirst überrascht sein, wie viel leichter du dich plötzlich fühlst.

Also, Kumpel, los geht's. Wirf den Kram raus, der dir im Weg steht. Es ist Zeit, dich zu befreien – der Minimalismus wartet auf dich!

Fazit: Minimalismus ist nicht nur ein Trend, es ist eine Einstellung – eine Entscheidung, das Leben bewusster und leichter zu gestalten. Es bedeutet nicht, sich in einen unpersönlichen Raum ohne Besitz zu versetzen, sondern vielmehr, den Ballast abzuwerfen, der uns im Alltag hemmt. Es ist die Kunst, nur das zu behalten, was wirklich wichtig ist, was uns erfüllt und was uns voranbringt. Und hier liegt der wahre Gewinn: Wenn du dich von unnötigem Kram befreist, hast du nicht nur mehr Platz in deinem Schrank, sondern auch mehr Raum in deinem Leben für die Dinge, die dich wirklich glücklich machen. Also, anstatt dich von all dem Zeug erdrücken zu lassen, das dir suggeriert wird, was du zu brauchen glaubst, frag dich lieber: "Brauche ich das wirklich?" Du wirst feststellen, dass der wahre Luxus oft in den einfachen Dingen steckt – im Moment, in dem du endlich aufhörst, zu jagen und dich stattdessen darauf konzentrierst, was dir wirklich wichtig ist. Und du wirst merken, wie du mit weniger mehr gewinnen kannst – mehr Zeit, mehr Energie, mehr Freiheit.

Mach dir also keine Sorgen um das, was du verlierst, sondern freue dich darauf, was du gewinnst: ein Leben voller Klarheit, Leichtigkeit und echter Freude.

GESUNDHEIT IST DAS NEUE SIXPACK –
VOM ARZTBESUCH BIS ZUR VORSORGE

Warum Prävention und regelmäßige Checks ein Zeichen von Stärke sind.Wie man sich selbst und seinen Körper ernst nimmt, bevor es zu spät ist.

Okay, mein Freund, jetzt kommen wir zu einem Thema, das viele von uns gerne aufschieben: Ärzte. Ja, du hast richtig gehört. Vorsorgeuntersuchungen. Aber bevor du wieder die Augen verdrehst und denkst: „Oh, nicht schon wieder!", lass mich dir versichern: Das ist nicht der langweilige, verschreibungspflichtige Stoff, den du zu kennen glaubst. Es geht um dein Leben. Deine Gesundheit. Und – Überraschung! – um die Tatsache, dass du weiterhin all die coolen Dinge machen willst, die du so liebst.

Vorsorge ist kein Drama, sondern ein Power-Move

Vielleicht hast du schon immer gesagt: „Ach, ich bin noch jung! Brauche ich nicht." Und du hast recht. In deinen besten Jahren warst du gesund, fit und hast dir keine Gedanken darüber gemacht. Aber hier kommt der Knackpunkt: Mit dem Alter verändert sich der Körper, und das bedeutet nicht, dass du plötzlich mit 60 in einem Rollstuhl sitzt (zumindest nicht sofort). Es geht darum, deinem Körper die Aufmerksamkeit zu schenken, die er verdient.

Es ist kein Drama, regelmäßig zum Arzt zu gehen. Das ist wie eine Versicherung für deinen Körper. Du checkst deinen Computer regelmäßig auf Viren, warum also nicht auch deinen Körper auf mögliche Risiken? Keine Panik – Vorsorge ist viel weniger schlimm, als du dir vorstellst. Die meisten Tests tun gar nicht weh (es sei denn, du bist besonders empfindlich bei einer Blutabnahme, aber hey, da bist du nicht alleine). Und die Ergebnisse? Sie geben dir Klarheit und ermöglichen dir, frühzeitig etwas zu unternehmen, wenn es nötig ist.

Check-ups, die du nicht ignorieren solltest

Darmspiegelung – Okay, ich weiß, das ist nicht der coolste Punkt der Liste. Aber es ist ein Muss, mein Freund. Jeder Mann sollte regelmäßig eine Darmspiegelung machen, um sicherzustellen, dass alles gut läuft. Glaub mir, du wirst nach dem ersten Mal merken, dass es wirklich nicht so schlimm ist, wie man denkt. Plus: Du wirst wahrscheinlich auf einen richtig netten Arzt treffen (ja, so was gibt's!).

Blutdruck und Cholesterin – Lass den Arzt regelmäßig deinen Blutdruck und Cholesterinspiegel checken. Herz-Kreislauf-Erkrankungen sind in der Midlife- Phase ein Thema, das man nicht ignorieren sollte. Das Gute daran? Du kannst viel tun, um es in Schach zu halten – und es kostet dich nur ein paar schnelle Tests.

Prostatakontrolle – Ja, ich weiß, du denkst jetzt an diese unangenehme Untersuchung, bei der jeder weiß, was kommt. Aber hey, es geht um deine Gesundheit, und es dauert nur ein paar Minuten. Der schnelle Check kann lebensrettend sein. Glaube mir, es lohnt sich!

Die besten Strategien, um den inneren Hypochonder zu besiegen

Du hast den inneren Hypochonder in dir? Der Typ, der bei jedem kleinen Zipperlein sofort an das Schlimmste denkt? Keine Sorge, du bist nicht alleine. Aber lass uns einen Deal machen: Du nimmst die Vorsorgeuntersuchungen ernst, aber du musst nicht ständig nach dem schlimmsten Fall suchen. Die beste Strategie? Beruhige deinen Geist mit Wissen und Fakten. Du bist nicht der Einzige, der hin und wieder an seine Gesundheit denkt – es gehört zum Leben dazu. Aber anstatt in Panik zu verfallen, lass die Zahlen für sich sprechen.

Anekdote: Der Mythos der Darmspiegelung

Kommen wir zurück zu unseren Freunden, den Vorsorgeuntersuchungen. Ein Mann, nennen wir ihn Peter, hatte sein ganzes
Leben lang den Arztbesuch so weit wie möglich vermieden.
Das war nie sein Ding. Doch mit 55 Jahren hörte er immer
wieder von Kollegen und Bekannten, wie wichtig es sei, regelmäßig zum Arzt zu gehen und sich durchchecken zu lassen.
Besonders eine Sache tauchte immer wieder auf: die Darmspiegelung.

Peter hatte so viele Horror-Geschichten gehört – von den
unangenehmen Vorbereitungen bis hin zu der schmerzhaften
Prozedur selbst. Er schob den Termin immer wieder vor sich
her. „Warum sollte ich?", dachte er sich. „Ich fühle mich gut,
warum unnötig Stress machen?" Doch dann kam der Moment,
an dem der Arzt ihn höflich, aber bestimmt daran erinnerte,
dass er dieses Jahr wirklich dran war.

Also ging Peter hin. Und Überraschung! Es war bei Weitem
nicht so schlimm, wie er es sich vorgestellt hatte. Ja, die Vor-
bereitung war etwas lästig – aber der Eingriff selbst? Kaum zu
spüren. Der Arzt war schnell, kompetent und erklärte ihm
währenddessen alles, was er wusste. Und das Beste: Peter
erfuhr, dass alles in bester Ordnung war.

Die Erfahrung war nicht nur viel weniger unangenehm als
erwartet, sondern sie gab ihm auch ein beruhigendes Gefühl
der Sicherheit. Der Mythos, dass eine Darmspiegelung eine
furchtbare Sache sei, wurde in Luft aufgelöst. Und am Ende,
als er nach dem Eingriff im Aufwachraum saß und sich von
den kleinen Nebenwirkungen erholte, dachte er sich: „Das
war's? Ein bisschen Vorbereitungsaufwand für so viel gute
Information und eine sichere Zukunft?"

Peter war stolz auf sich – und wünschte, er hätte das schon
viel früher gemacht. Es war kein Drama, es war einfach ein
Schritt für seine Gesundheit. Und er wusste, dass er sich in

Zukunft regelmäßiger um seine Gesundheit kümmern würde, ohne sich von Geschichten und Ängsten abhalten zu lassen.

Was du tun kannst:

Gehe regelmäßig zu den Vorsorgeuntersuchungen. Es dauert nur ein bisschen Zeit, aber es kann einen riesigen Unterschied machen.

Höre auf deinen Körper. Kleine Unregelmäßigkeiten frühzeitig zu bemerken, hilft dir, viel größere Probleme zu vermeiden.

Entspanne dich und nimm dir Zeit für die Untersuchung. Ärzte sind auch nur Menschen, und sie möchten dir helfen, gesund zu bleiben.

Fazit: Der Besuch beim Arzt ist nicht der Horror, den du dir vielleicht vorstellst. Es ist ein Schritt in Richtung Selbstfürsorge und Gesundheit. Du bist in der besten Phase deines Lebens, um zu wissen, was du benötigst und was du tun musst, um gesund zu bleiben. Und wer weiß? Vielleicht findest du beim Arzt nicht nur medizinische Antworten, sondern auch neue Menschen, mit denen du dich verbunden fühlst.

MIT 50 AUF DER ÜBERHOLSPUR – DIE MID-LIFE- CRISIS IST KEIN MYTHOS, SONDERN EINE CHANCE!

Die Midlife-Crisis: Die beste Phase für den

"Scheiß drauf !"- Moment!

Warum das Leben ab 50 nicht nur besser, sondern auch viel lustiger wird.

"Scheiß drauf !" – Der geheime Lebensstil ab 50

Wenn du 50 wirst, merkst du plötzlich: Dein gesamtes Leben hat sich von einem „Hast du das auch richtig gemacht?" zu einem „Ach, egal!" gewandelt. Alles, was dich früher noch so richtig aufgeregt hat, wie der Dellen im Auto, der verpasste Anruf des Kollegen, der sich wieder auf deinen Platz im Meeting gesetzt hat, oder das vermeintlich fehlerhafte Instagram-Postbild (ja, das hatten wir alle), geht dir jetzt am Arsch vorbei. Und das Beste daran? Du hast endlich den Humor, dich darüber totzulachen, statt dich in Selbstzweifeln zu suhlen. Wer braucht noch Perfektion, wenn man gerade die Glatze und den Bauch aus der Winterjacke rausblitzen lässt und trotzdem mit einem breiten Grinsen durchs Leben marschiert?

Das Leben nach 50 – Keine Panik, alles wird gut!

In deinen Zwanzigern hat das Leben noch wie eine to-do-Liste gewirkt. Du wolltest Karriere machen, Geld verdienen, den besten Eindruck bei allen hinterlassen, der Welt zeigen, dass du die besten Selfies machen kannst und unbedingt mit deinem Körper in Shape kommen musst, um gesellschaftlich akzeptiert zu werden. Jetzt, mit 50, kannst du dich endlich von diesen Zwängen befreien und dir die Freiheit nehmen, auf deine eigene Weise zu leben.

Warum? Weil du weißt, dass es Dinge gibt, die du dir nicht mehr antust:

Du hörst nicht mehr zu, wenn jemand dir erklärt, dass du in der falschen Hose bist.

Du kannst auf Partys die Tür irgendwann ruhig verlassen, ohne die ganze Nacht lang zu warten, dass noch was „Besseres" passiert.

Du lehnst es ab, dich mit Menschen zu umgeben, die dich nur ausnutzen wollen, während du auf die zuhörst, die wirklich echtes Interesse zeigen.

Der wahre Luxus mit 50 ist es, „**Nein!**" zu sagen – ohne schlechtes Gewissen. Du lehnst den neuesten Fitnesswahnsinn ab, weil du jetzt weißt, dass ein guter Spaziergang viel mehr für dein Wohlbefinden tut als eine Stunde im überfüllten Fitnessstudio. Du bist nicht mehr interessiert daran, mit 15 anderen Männern in die gleichen Yoga-Leggings zu schlüpfen. Stattdessen bist du viel glücklicher, einfach in deinen alten Klamotten und mit einer Tasse Kaffee auf dem Balkon die Natur zu genießen.

Gelassenheit ist der neue sexy Look

Der größte Vorteil? Du bist zu einem Meister der Gelassenheit geworden. Was früher stundenlanges Grübeln ausgelöst hat, wenn du bei der Arbeit übersehen wurdest, lässt dich heute nur noch schmunzeln. „Ja, klar, danke, Chef! Machen wir alles sofort. Und warum? Weil ich's kann – oder eben nicht. Denn es ist mir auch ziemlich egal."

Ab 50 beginnst du zu verstehen: Das Leben ist zu kurz, um sich über alles aufzuregen. Du hast in deinem Leben so viele Aufs und Abs erlebt, dass dir nun alles viel relativierter erscheint.

Das bedeutet nicht, dass du unmotiviert oder faul wirst – im Gegenteil! Du hast nur erkannt, dass du nicht jedem Trend hinterherrennen musst.

Und auch wenn du das nächste Mal deinen Kollegen im Meeting schimpfen hörst: „Ich hab' 100 Stunden am Tag gearbeitet und es nie für einen Applaus bekommen" – kannst du getrost innerlich schmunzeln und denken: „Ja, so ist das Leben. Aber in 10 Jahren werde ich sicher immer noch über diese Dummheit lachen."

Fazit: Die Midlife-Crisis? Ein Fest der Unbekümmertheit!

Es gibt einen Grund, warum viele Menschen nach der Midlife-Crisis die besten Jahre ihres Lebens erleben: Du hast einfach die perfekte Mischung aus Erfahrung, Gelassenheit und einem fast schon ansteckenden Humor entwickelt. Du bist durch die Turbulenzen des Lebens geflogen, hast dich immer wieder aufgerappelt und bist stärker als je zuvor. Und vor allem: Du hast dir selbst erlaubt, Dinge locker zu nehmen – und das hat dich von unnötigem Stress befreit.

Also, hier ist der Deal: Die Midlife-Crisis gehört dazu. Sie ist nicht das Ende, sondern der Anfang einer richtig lustigen, entspannten und authentischen Phase. Du musst keine Angst davor haben, mit 50 in die Krise zu schlittern. Vielmehr solltest du dich darauf freuen, endlich zu wissen, was du wirklich vom Leben willst – und dass du nach all den Jahren eine verdammt gute Zeit haben kannst. Schließlich hast du es verdient, das Leben zu feiern!

NACHWORT — DIE REISE GEHT WEITER

Und da stehen wir nun. Vielleicht nicht mehr als die wilden Draufgänger von früher, aber dennoch als erfahrene Abenteurer des Lebens. Die Midlife- Crisis mag uns für einen Moment aus der Bahn geworfen haben, aber sie hat uns auch gezeigt, wie viel Kraft, Humor und Gelassenheit in uns stecken. Was uns vor 20 Jahren noch den Schlaf raubte, interessiert uns heute meist nur noch peripher – und das ist verdammt gut so!

Denn am Ende des Tages haben wir einen unschätzbaren Vorteil: Wir sind hier, wir haben es geschafft, und wir sind immer noch voller Leben! Viele haben diesen Weg nicht bis hierher geschafft, und wir können uns glücklich schätzen, dass wir diese Reise weiterführen dürfen. Wir wissen mittlerweile, dass es nicht darum geht, dem Druck von außen zu

entsprechen, sondern dem eigenen Tempo zu folgen und das Leben zu genießen.

Und ja, die Falten und grauen Haare, die wir anfangs so gefürchtet haben, sind zu unseren treuen Begleitern geworden. Sie erzählen Geschichten, von denen wir stolz berichten können. Wir sind in diesem Moment nicht weniger wert, sondern mehr – reicher an Erfahrungen, an Erlebnissen und an der Fähigkeit, das Leben mit einer gehörigen Portion Humor zu nehmen.

Die Reise geht weiter – und wer weiß, vielleicht erleben wir die besten Kapitel ja gerade jetzt! Also, wer auch immer das Leben nach der 50 für uns bereithält: Wir nehmen es an, lachen laut, leben voll und freuen uns auf das, was noch kommt.

Keine Panik! Die Zeit mag uns Falten und graue Haare schenken, aber sie bringt auch eine Weisheit und Gelassenheit, die uns vieles in einem neuen Licht sehen lassen. Der Weg ist nun mal das Ziel, und vielleicht genießen wir den Moment einfach mehr, weil wir wissen, wie wertvoll er ist.

Mit viel Herz, Humor und einer guten Portion Gelassenheit – Deine Mara

ÜBER DIE AUTORIN

Mara von Eichen lebt mit ihrer Familie in Südungarn und verbindet in ihren Werken Natur,Psychologie,Bewusstsein und kreative Ausdrucksformen. Als Autorin und Künstlerin betrachtet sie die Welt mit besonderer Sensibilität und Tiefgang. Ihre Sachbücher laden dazu ein, neue Perspektiven zu entdecken und die Verbindung zwischen Mensch und Natur bewusster wahrzunehmen. In der Ruhe der unberührten Landschaft findet sie Inspiration für ihre Arbeiten, die Verstand und Seele gleichermaßen ansprechen.